王彦权 著

王希擘 整理

卫生室的经方故事

第二辑

全国百佳图书出版单位

中国中医药出版社

·北 京·

图书在版编目（CIP）数据

卫生室的经方故事.第二辑/王彦权著；王希擘整

理.—北京：中国中医药出版社，2023.7（2024.5重印）

ISBN 978-7-5132-8165-2

Ⅰ.①卫… Ⅱ.①王… ②王… Ⅲ.①经方—研究

Ⅳ.① R289.2

中国国家版本馆 CIP 数据核字（2023）第 084018 号

融合出版说明

本书为融合出版物，微信扫描右侧二维码，关注
"悦医家中医书院"微信公众号，即可访问相关
数字化资源和服务。

中国中医药出版社出版

北京经济技术开发区科创十三街 31 号院二区 8 号楼

邮政编码　100176

传真　010-64405721

北京盛通印刷股份有限公司印刷

各地新华书店经销

开本 880×1230　1/32　印张 5.75　字数 108 千字

2023 年 7 月第 1 版　2024 年 5 月第 5 次印刷

书号　ISBN 978-7-5132-8165-2

定价　39.00 元

网址　www.cptcm.com

服 务 热 线　010-64405510

购 书 热 线　010-89535836

维 权 打 假　010-64405753

微信服务号　zgzyycbs

微商城网址　https://kdt.im/LIdUGr

官方微博　http://e.weibo.com/cptcm

天猫旗舰店网址　https://zgzyycbs.tmall.com

序
青涩果实别样味

木火土金水各有属性，构成世界万物；酸苦甘辛咸各有其味，使美食有无穷的味道；角徵宫商羽各发其音，奏响美妙动人的歌曲。正因为和而不同的包容，才有了丰富多彩的世界。

小弟王彦权《卫生室的经方故事》（第一辑）于2021年5月由中国中医药出版社出版，承蒙同道厚爱，首次印刷5000册，不到半个月，全部售罄，一时间洛阳纸贵，不得不紧急加印，保障供应。我想，这主要得益于中国中医药出版社编辑老师的慧眼识珠，点石成金，是他们从茫茫人海中，隔过了三甲医院的专家，迈过了中医药大学的教授，把最基层的村级卫生室助理中医师的医案，编辑整理成书，传播给同行。《卫生室的经方故事》，不同于常见专业学术文稿的"正规"写法，而是在实际临证中，见到什么、想到什么就写什么，中间有什么插曲，治后效果如何，患者有无不良反应，原汁原味，和盘托出。它没有华丽的辞藻，没有广引博征，长篇大论，也没有什么统计学处理，是啥就是啥，就事论事，因而容易和临床医生产生共鸣，一些思路和方法也容易被临床医生借鉴使用。我想，这本书能被读者喜欢，还跟它的青涩不成熟有关。大道至简，青有青的个性，涩有涩的味道，青皮的作用就是陈皮所不具备的，豆蔻少女之美也是成年女子所不能比拟的。

《卫生室的经方故事》又出第二辑，特写此为序。

王俊侦

辛丑孟秋二十有五

王俊侦，河南省洛阳正骨医院主任中医师。中医基础理论功底深厚，骨科临床实践经验丰富，尤其在中医正骨学方面造诣颇丰，对骨折脱位及其并发症的诊断和处理不落窠臼，自成一家。发表论文数十篇，完成专著3部，获得国家专利6项、省部级科技进步奖6项以及地厅级科技进步奖5项，学子遍及全国。其学术理论被越来越多的同行所接受。

前言
讲好中医故事，
做好中医青年

这两年极不平凡，新型冠状病毒感染肆虐全球，中国因为有了中医，在疫情防控方面一枝独秀，成绩骄人，作为新时代的中医人，倍感骄傲。我要继续努力，脚踏实地，去学习中医，实践中医，为中医学的进步贡献自己的一份力量。

"众人拾柴火焰高。"中医事业的发展，离不开我们每个中医人的努力，只有我们毫不保留地互相交流，分享经验，中医事业才能更快进步。

卫生室是与疾病斗争的最前线，也是中医实战的主战场，作为一名长期工作在乡村卫生室的中医人，把临证时的典型案例及心得体会，实事求是地记录下来，分享给同道，"壁影萤光，能资志士"，有一分光发一分热，真正把中医融在血液里，刻在生命中，讲好中医故事，做一名有益于患者，并经得起历史考验的新时代中医青年。

王彦权

2022 年 10 月 6 日

目录

治"胃"良方：
半夏泻心汤及六个加减变化

"千方易得，一效难求。"临床上看病、选方、用方，确实难得很。今天分享一下我在临床上用半夏泻心汤治胃病的一点心得，供大家参考。

首先说说半夏泻心汤的使用指征：①胃脘胀满；②泛酸；③大便黏腻不爽；④舌苔黄腻。

半夏泻心汤证的病机是胃热脾寒，胃热则消谷善饥，脾寒则运化不力，故患者常常出现想吃不敢吃，吃下去脘腹撑胀难受的症状。

其病因：一是部分患者饮食不节，即饮食不节制、无规律，或暴饮暴食、伤及脾胃；二是部分患者情志郁结，肝气不舒，横犯脾土。

我临床用半夏泻心汤治胃病的基本处方：半夏15g，黄连5g，黄芩10g，干姜8g，党参15g，甘草15g，大枣6枚。

同时根据具体证候常用六个加减法，简单、实用、高效。

①伴有食积，肚子胀得厉害，放屁多，打"伤食嗝"，加山楂15g，鸡内金15g，蒲公英20g。山楂、鸡内金健胃助消化，蒲公英清胃热（食积易化热）。有人可能会说，有泛酸，还敢用酸味的山楂？我觉得泛酸恰恰是食物在胃中停留时间过长，食积化热的表现，用山楂助消化，让胃动起来，则可减少

泛酸。要注意的是，山楂、鸡内金有活血作用，如伴有消化道出血（柏油样便），或妇女月经过多，则此二味药不能用。蒲公英为清胃热之良药，其味甘甜，性平和，还有养胃之用，确实是治胃良药，我治胃病基本上方方都用。

②兼见口苦，肝火旺，常加一味柴胡，有小柴胡汤意。

③如大便不利明显，或大便略干，减干姜为5g，加大黄3～10g，一般和其他药同煎，目的是通便助消化，而非攻下。干姜不可去掉，去掉则失去了反佐作用，易伤脾阳，不利于肠道蠕动。有人因凉药过多，会引起胃疼。

④如伴有两胁攻撑不适或胀疼，则合四逆散。因六腑以通为用，以降为顺，用枳实比枳壳好。

⑤如伴有胸骨后闷热感或饭后食管区烧灼感，加瓜蒌，有小陷胸汤意；如兼见大便不利，瓜蒌兼有通便作用，量可以大一点，用20～30g也无妨。

⑥如伴胃脘隐疼，喜按，合用小建中汤。我一般桂枝用15g左右，白芍用30g左右，量大点小点都可以，但桂枝与白芍之比为1：2，不能变。

以上就是我用半夏泻心汤治胃病的一点经验，不难，只要运用准确，临床对付八九成胃病没问题。

半夏泻心汤合枳术丸治案

恶性肿瘤手术放化疗后心下满闷，此时正气被伤，脾失健运，加上患病后多心情郁闷，气机不畅，故在用半夏泻心汤辛开苦降的同时，佐以枳术丸，健脾助运，理气消痞除满，疗效更佳。也可以说这是半夏泻心汤的第 7 个加减法。

案例　张某，男，51 岁，洛阳市区人。

结肠癌手术后，化疗 8 个疗程，近半月胃胀难受，舌红，脉弦。

处方：半夏 15g，黄连 5g，黄芩 10g，干姜 6g，党参 15g，甘草 15g，山楂 15g，鸡内金 15g，枳实 10g，白术 15g，大枣 6 枚。

患者服上方 5 剂，胃胀明显好转；用药 10 剂，胃胀消失。守方又开 7 剂，巩固疗效。

我用半夏泻心汤的几点体会

半夏泻心汤是《伤寒论》中的经典名方，由半夏、黄连、黄芩、干姜、甘草、大枣、人参七味药组成。此方辛开散其结，苦泄除其满，甘能调其中，具有和阴阳、顺升降、调虚实的作用，是和解名方，主治心下痞满。此方临床应用广泛，下面谈谈我临证应用的几点体会，供同道参考。

1. 半夏泻心汤可谓治胃病的专方，对胃炎、消化道溃疡、消化系出血（慢性）、食管炎、胆囊炎等，只要见胃脘满闷撑胀、泛酸、嘈杂、大便溏薄、口臭、舌红、苔黄腻等症直接使用，效果常立竿见影。其加减：治胃炎，加山楂、鸡内金、蒲公英效果更好；大便不利，加小量大黄同煎；大便不利兼腹胀厉害，合小承气汤；伴胁下胀疼闷，加四逆散；伴胸骨后烧灼闷疼，加瓜蒌效佳，等同与小陷胸合方；胃病兼见阳痿，加巴戟天，治疗几例，均有效；合并胸痹心疼，加丹参、薤白。另外有一种"胃"病，腹疼、泄泻、舌淡、苔白略腻，多为理中汤证，应注意鉴别。

2.无论何病，只要见反复出现口腔溃疡，常可用此方突破，其中党参、甘草量宜大，有甘草泻心汤意。

3.头上生疮、面部红疹、身上湿疹、阴囊潮湿、有头皮屑，只要见有湿热表现，均可使用本方，常有显效。

4.胃癌及胃癌术后，胃中烧灼难受，半夏泻心汤首选，对缓解症状、减少痛苦有显效。

同病异治疗失眠

2020年5月24日复诊两个患者，两人来诊时均有失眠，经诊治后并都获显效，但用药却大不同。

案1 王某，女，53岁。5月16日来诊。

失眠日久，半夜2点准时醒，伴胃脘满闷、口苦。舌红，苔黄腻，脉弦。

处方：柴胡12g，黄芩10g，半夏15g，党参15g，甘草

12g，干姜 5g，黄连 8g，牡蛎 60g，山楂 15g，鸡内金 15g，蒲公英 18g，大枣 5 枚。7 剂。

案 2　赵某，女，50 岁。5 月 16 日来诊。

顽固性失眠，伴大便溏薄、一日数次，右胁下及胃脘不适。舌质淡红，苔薄白，脉弦。

处方：党参 15g，白术 15g，干姜 10g，甘草 10g，山药 15g，茯苓 15g，山楂 12g，鸡内金 15g，大枣 5 枚。7 剂。

两例失眠，病机都为"胃不和，卧不安"。案 1 患者因伴口苦、胃脘满闷、半夜 2 点醒，诊为肝胃郁热，肝胃不和，故用小柴胡合半夏泻心汤攻克；案 2 患者大便溏薄、胃脘不适，太阴脾虚，故以理中汤突围。相同的病，因兼症不同，病机各异，采取不同的治疗方法，这种同病异治的方法，正是中医学的优势！

好方连理汤

一小孩，男，5 岁。2020 年 5 月 19 日来诊。其母讲，孩子常大便管不住，弄脏裤头，真正去解大便又解不多，此病已几个月，西药不效，弄的孩子难受，大人煎熬。

当时考虑：大便管不住，脾阳不足，固摄无权；解大便少，湿热停留。遂开个连理汤试试。

处方（均为中药免煎颗粒，相当于生药量）：党参 5g，白术 5g，干姜 1.5g，甘草 1.5g，黄连 1.5g，山楂 5g。冲服，一日 2 次。

3 日后复诊，其母言此方甚好，小孩服上即效。3 剂服完，症状消失，因怕不牢靠，要求再开几天巩固巩固。

一天喝 16 杯水（每杯 500mL）还不解渴案

本村一亲戚，男，65 岁。口渴一月余，自述白天喝 5000mL 水，晚上喝 3000mL 水，关键是喝了 16 杯水还不解渴，体重下降超过 5kg。一周前来诊，空腹血糖 21.2mmol/L，舌红少苔有裂纹，脉数。

处方：生石膏 80g，知母 15g，党参 15g，竹叶 10g，麦冬 30g，半夏 10g，天花粉 10g。7 剂。

2020 年 5 月 9 日复诊：患者药服完，虽然血糖只降了一点儿（20.1mmol/L），但自我感觉舒服，口渴已愈。守方又开 7 剂，继续巩固治疗。

按语：患者口渴引饮，舌红少苔有裂纹，是典型的消渴证，其病机为热盛伤津，故用竹叶石膏汤清热养阴；加知母，又有人参白虎之意，加强养阴津之力；加天花粉生津液，是仲师治口渴的经验用药。全方养阴与清热并用，服后津复热消，故口渴自愈。

咳嗽数年，难受至极；
合证合方，终获佳效

　　周某，女，72岁，洛阳人。咳嗽几年，昼夜咳嗽，咽喉不利，咽痒，咳吐白痰，曾住院治疗数次，不效。舌质淡红，苔薄白，脉弦。

　　初用小青龙汤，有效但不显。再思考：咳嗽，咽痒，吐白痰，小青龙汤证明显；病久，年龄大，反复不愈，考虑是否为肾气不足、不能化气行水、水饮停肺（心衰）之真武汤证；久病正虚，营卫不和，肺失宣降，乃桂枝加杏子厚朴汤证；咽喉不利，痰气郁结，则为半夏厚朴汤证；怕麻、桂、姜、辛、附辛燥太过，造成痰稠不易咳出、咽干等副作用，故加生石膏反佐。主意已定，果断处方。

　　麻黄6g，桂枝15g，白芍15g，干姜10g，细辛3g，五味子8g，甘草13g，苏叶10g，茯苓15g，杏仁10g，厚朴10g，附子8g，白术15g，生石膏30g，大枣5枚。

　　患者服药月余，咳嗽基本治愈。

身无力、脸面下肢水肿、
一弯腰即上不来气治验

　　黄某，男，73岁，洛宁人。半个月前来诊，身无力、脸面和下肢水肿、一弯腰即上不来气日久，百法不效。其儿子听人介绍，遂陪其来诊。舌质淡红，苔薄白，脉沉。

处方：附子8g（久煎），茯苓30g，白术15g，白芍15g，干姜8g，肉桂5g，熟地黄15g，山药15g，山萸肉12g，泽泻10g，丹皮10g，黄芪20g，桔梗10g，知母10g，升麻5g，柴胡5g，大枣6枚。

2020年5月22日复诊：患者服上方14剂，诸症大轻。守方又开7剂，巩固疗效。

按语：《金匮要略心典》云"八味肾气丸补阴之虚可以生气，助阳之弱可以化水，乃补下治下之良剂也"。此患者年龄大，身无力，故以肾气丸为君，阴阳双补，兼以利水，并可补肾纳气；面部及下肢水肿，结合身无力、脉沉，乃阳虚水泛，故以真武汤温阳化气行水；患者一弯腰即上不来气，有两方面考虑：一是胸中大气下陷之升陷汤证；二是阳虚水泛、肺中积水（心衰、肺水肿）之真武汤证。总之，肾气不足、气虚气陷、水饮停聚为其主要病机，故用补肾利水、益气提气法治疗，取得捷效。

养阴清肺汤加减治疗声带小结

这些天诊治两例声嘶患者，西医均诊为声带小结，需要手术治疗。患者因惧怕手术，遂来诊试用中医中药，服药 1 周，均获佳效。因方法大致相同，这里只述其中一案。

吕某，男，54 岁。声音嘶哑一月余，西医诊为声带小结；伴咽干，大便干，一周前来诊。舌红，苔薄白，脉弦。

思考：咽干，声嘶，结合便干，阴津不足，而咽喉为肺胃之门户，故肺胃阴虚为其主要病机，方用养阴清肺汤加减。

处方：生地黄 15g，麦冬 15g，白芍 15g，丹皮 10g，薄荷 6g（后下），桔梗 12g，甘草 12g。

方中生地黄、麦冬、白芍养阴，丹皮清热，桔梗、甘草、薄荷开肺窍、利咽喉、解毒。患者服上方 7 剂，5 月 23 日复诊，声嘶已愈。

几年头疼，一周即愈

李某，女，67 岁。头疼几年；伴怕冷，嗜睡，每天早上吃过饭即又想睡觉，口稍干苦，面暗。血压 160/80mmHg，舌质淡红，稍有花剥苔，脉沉弦。

处方：吴茱萸 8g，党参 15g，甘草 12g，麻黄 6g，附子 8g（久煎），细辛 3g，川芎 15g，牡蛎 30g，白芍 30g，大枣 5 枚。7 剂。

2020 年 5 月 21 日复诊：服上方两日即头疼止，嗜睡消失，观其舌象，花剥苔也明显好转，量血压 150/80mmHg。

按语：此患者头疼为主症，因伴明显怕冷、嗜睡之表现，大方向为阴寒之证，故用麻黄、附子、细辛助阳散寒，温通经络，用吴茱萸汤散寒止疼。患者口干口苦，肝胃火旺，可选方还得对应头疼之主症，故方选性凉的四味芍药汤，以川芎易丹参，引药直达病所。此方不仅敛阴活血、缓急止疼，更可制约麻、附、辛、萸辛燥之性。全方温通为主，兼以敛阴活血，因方证对应，故取佳效。

补中三黄四逆汤疗顽疾

李某，女，33岁，宜阳人。2020年4月28日来诊。自述浑身毛病，大便干，口干，泛酸，反复咽疼，身无力，怕冷，易疲乏，稍动即喘气，月经先期，已数年。舌体胖大、有齿痕，苔薄白，脉沉弦。

处方：大黄8g，黄连5g，黄芩6g，附子6g（久煎），干姜5g，甘草8g，黄芪15g，升麻5g，柴胡5g，党参15g，白术15g，当归10g，陈皮6g，大枣5枚。10剂。

5月23日复诊：上方服至第5天，诸症开始好转，10剂服完，十愈八九。

按语：此患者表现出三个方证：一是大便干、口干、烧心、咽疼，火旺之三黄泻心汤证；二是身无力、怕冷，阳虚之四逆汤证；三是易疲乏、稍动即喘气，气虚气陷之补中益气汤证。此病证寒热并见，兼有气虚，合方治之。因方证对应，又适应整体，故取佳效。

我的头痛验方：
三合头痛汤

这些年来，经过临床反复验证，我总结了一个头痛经验方，因此方是由《伤寒论》的吴茱萸汤、麻黄附子细辛汤，与夏度衡老前辈的四味芍药汤这三张方合方加减而来，故命名为三合头痛汤。

组成：麻黄 6g，附子 8g（久煎），细辛 3g，吴茱萸 8g，党参 15g，白芍 30g，甘草 15g，牡蛎 30g，川芎 15g，大枣 6 枚。

功能：温经散寒，敛阴活血，通络止疼。

主治：顽固性头痛，偏侧或全头痛，日久不愈；常伴面暗唇青，头有沉重感，怕冷，嗜睡，干呕，脉沉或弦紧者。证属阳虚寒凝，血虚血瘀，兼有正气不足者。

组方原理：本方是由吴茱萸汤去生姜，合麻黄附子细辛汤、四味芍药汤去丹参，加川芎而成。吴茱萸、麻黄、附子、细辛温经散寒，一温则通，通则不痛，故为君；白芍、甘草、牡蛎不仅敛阴养血止痛，而且可制约麻黄、附子、细辛、吴茱萸的辛燥之性，故为臣；党参、大枣补益正气，顾护脾胃佐助之;川芎活血止疼,又可引药入颠顶,为使药。全方温阳散寒,养血活血,一阳一阴,一动一静,温但不热,敛却不滞,共奏温经散寒、敛阴活血、通络止痛之功。

加减:如头痛剧烈,可加大吴茱萸用量,用至15g也无妨;如身无力、嗜睡明显,附子可加量,用到15g也中,但煎煮时间应不少于86分钟;如伴有汗或失眠,麻黄、附子用量宜小,3~6g最好,以免兴奋大脑,另牡蛎可酌情用到40~80g;如头一痛即干呕且较重,可加生姜几片;如伴大便溏,减少白芍用量,另加少许干姜;如头痛如锥刺,面暗唇青明显,川芎可用至30g;如伴口干等热证,可反佐用生石膏30g或更多。

验案 王某,女,57岁,高龙镇部寨村人。2020年6月5日来诊。自述头痛4个月,诸法不效。面暗,怕冷,睡眠不好,稍出汗,舌质淡红,苔薄白,脉弦紧,诊为寒瘀头痛。因伴休息不好、稍出汗,知兼有阴血不足、阳热亢旺,故选三合头痛汤减麻黄、附子用量,加大牡蛎、川芎用量,以平衡其阴阳状态。

处方:麻黄5g,附子6g(久煎),细辛3g,吴茱萸8g,党参15g,白芍30g,甘草15g,牡蛎40g,川芎15g,大枣6枚。5剂。

6月9日患者药没服完,因有事要外出,故提前来复诊。告知头痛已愈,要求再开几剂巩固疗效。

按语：此方我在平时临证中经常应用，愈人无算。患者只要是久治不愈的头痛，且符合以上辨证要点，用此方后，无不获效。今分享给大家，供同道们参考。

肾气丸治疗昏迷的一点思考

2020 年 6 月 22 日接诊一患者，男，67 岁，患脑梗死 20 余天，刚住院半月回来几天。刚回来时情况还好点，自从摔了一跤，再次加重，不仅不能行走（右侧肢体活动不利），而且精神迷糊。来诊时叫都叫不醒，大声叫他两声，勉强睁一下眼，转眼又呼呼大睡。其家人讲，这两天人都不认识，还尿湿裤子，家人治病心切，给他右腿按摩，想帮其恢复，谁知又造成局部皮下出血，右侧屁股、大腿皮肤青紫。观其舌质淡红，苔薄白，脉沉。

思考：精神迷糊，嗜睡，身无力，小便失禁，脉沉，这不就是明显的肾气不足、提振无力、固摄无权的表现，是肾气丸方证吗？主意一定，即开方验证。

处方：肉桂 5g，附子 8g，熟地黄 25g，山药 15g，山萸肉 12g，茯苓 15g，泽泻 10g，丹皮 10g，大枣 5 枚。7 剂，煎药机煎 69 分钟，分 21 包，一次 1 包，一日 3 次。

6 月 28 日复诊：服药 6 天，虽还不能独立行走，但神志已清，精神振作，遗尿已愈。

此病见昏迷，如用西医思维，结合脑梗死病史，很容易把人引入脑病造成昏迷，用醒脑开窍法的误区。咱中医看此病，先辨六经，嗜睡、身无力、脉沉，少阴证明显；结合小便失禁，再辨方证，乃属肾气丸证。方证对应，简单高效。通过此案，我再次感受到中医看病，一定不要受西医诊断的影响，应运用纯中医思维，来指导辨证，指导用药，这才是科学的、有效的！

治疗"口眼歪斜"的一点经验

"口眼歪斜"又称面瘫，中医多从风论治，用牵正散法。可据我临床观察，很多患者用了不少全蝎、蜈蚣等风药，但多乏效。我的经验，此病多因受风寒，阻滞气血经络而致，用麻黄附子细辛汤温经散寒合黄芪桂枝五物汤益气活血加减治疗，常可获效。

下面分享一案。

楚某，男，23岁，岳滩镇人。于2020年6月4日来诊。自述半个月前晚上开空调，因温度过低受寒于第二天早上出现口歪流涎，左眼闭合不住，遂在当地医院输液、针灸，治疗半月效微，伴左侧面部麻木发紧，口干。舌质淡红，苔薄白，脉弦紧。

　　思考：此患受寒引起，日久不愈，可用麻附辛温阳散寒，祛邪外出；寒为阴邪，其性凝滞，寒凝经脉，气血不畅，故面部麻木发紧，与血痹证病机相同，可用黄芪桂枝五物汤益气温阳、通达气血；因病日久，必兼瘀血，少佐活血药更好；瘀久化热，故口稍干，可用生石膏解之。

　　处方：麻黄 6g，附子 8g，细辛 3g，黄芪 20g，桂枝 18g，白芍 18g，羌活 3g，丹参 10g，鸡血藤 15g，生石膏 30g，大枣 5 枚。7 剂，煎药机煎，水开计时煎 69 分钟，共煎 21 包，分 7 天服。

　　6 月 11 日复诊：患者服完 7 剂药后病轻大半。守方又开 7 剂。

　　6 月 20 日三诊：诸症已愈。

再谈失眠诊治

　　郑州一大哥，50 岁，失眠 2 年，心烦意乱，自述便溏 10 年，小腿冷，曾去天津、北京、浙江、郑州治疗，均不效。于 2020 年 5 月 17 日来诊。舌体稍胖大有齿痕，苔薄白，脉弦。

　　患者一进诊室门，我就见其面色暗黄，一问情况，得知他本人是中医爱好者。前面治疗，他医曾用夜交藤类方药不效；曾用附子泻心汤，睡眠好点，但咽干厉害；曾用理中汤加芩连，稍见效。再问便溏情况，基本一天 1 次。又听其妻讲，曾

在某医院检查，诊断有胃、肠息肉，一教授当着丈夫面，向学
生讲息肉的危害及预后。丈夫听后，背上思想包袱，当晚害怕
即出现心烦失眠。听到这些情况，我心中霍然明朗，患者便
溏，一日仅1次，无腹疼，虽说此症状已10年，极有可能为
体质问题，而并非太阴脾虚证，最多也是个兼症，不可当主症
来辨。患者因误解医生的病情介绍，而害怕焦虑，情志不遂，
结合面暗的气滞血瘀表现，其失眠乃因瘀血日久化热，瘀热扰
动心神引起。至于腿冰，非阳气虚，而是由于气机不畅，阳气
郁结所致。

心中明了，遂果断处方，开血府逐瘀汤原方加牡蛎50g，
干姜5g，7剂，并跟患者解释，其便溏及息肉不一定是病，别
过分忧虑。现在失眠为主症，咱先从失眠突破，觉睡好了，可
能一切都会好的……

患者6月2日复诊：言此方服上即效，睡眠改善，现已停
药一周余，睡得照样香。因此时已临近下班，患者不多，而此
患者也想听听我临床看病的思路，于是我就班门弄斧地跟他讲
了起来。我说，现在中医治病门派众多，有胡希恕老的六经八
纲派，有黄煌老师的方-证-人派，有擅用《伤寒论》方的
经方派，有喜用脏腑学说的时方派等。我个人认为，看病不应
有固定思维，而是根据具体病证，适合用经方就用经方，适合
用时方就用时方，该补土咱就从脾胃着手，该活血化瘀咱就参
考《医林改错》……总之，不应分派别，抓主症，辨方证，只

要方证对应，就能治病、治好病。

肾气丸与真武汤 是一对黄金搭档

肾气丸阴阳双补，提升机体原动力，可利水，又可纳气，对于阴阳俱虚，身无力，腰困，小便不利或反多，水肿，肾不纳气之咳喘均有佳效；真武汤温肾利水，健脾除湿，对于脾肾不足引起的水肿，包括心功能不全之肺水肿，小便不利或小便管不住，常现捷功。两方合用，阴阳双补，补益肾气，提精神，益肾健脾，利水湿，减负荷，使人身轻松。这张合方，所对应的是机能不足、负荷过重之人，其表现常见身无力，面部、下肢水肿，腰困，怕冷，稍动即咳喘，上不来气，面色㿠白，小便不利或稍一咳嗽即尿湿裤子，脉沉等。

如有一患者张某，女，48岁，王七村人。身无力，走两步即上气不接下气，浑身水肿，腰困疼，面色苍白，脉沉。自述已难受几年，整年吃药也不见好，丈夫常埋怨其为"废人"。

我看后跟她讲，你的病好比一个吃不饱、体能不足之人，又拉了个几百斤重的架子车，当然吃不消。咱先得让你吃饱，体能恢复一下，再把架子车上的东西拿掉些，卸卸重量。增强体力，用肾气丸；减负荷，用真武汤。

处方：附子 10g，茯苓 30g，白术 15g，白芍 30g，干姜 6g，肉桂 5g，熟地黄 15g，山药 15g，山萸肉 15g，泽泻 15g，丹皮 5g，大枣 5 枚。

2020 年 6 月 8 日复诊：患者服上方半月，身已有力，水肿消失，走路已不压气。观其面色红润，状如常人。

手干裂、脱皮小验

牛某，女，70 岁。手脱皮 1 年余，诸法不效。听人介绍于 2020 年 6 月 8 日来诊。舌质淡红，苔薄白，脉弦。

我思考：此患者手脱皮、干裂，原因有二：一是火热太旺，耗伤津液；二是阴血不足，肌肤失濡。

处方：生地黄 30g，黄芩 10g，苦参 6g，当归 10g，白芍 18g，川芎 6g，干姜 5g，大枣 5 枚。7 剂。

扫码看治疗前后
患者手部皮肤图

6 月 15 日复诊：患者药服完，手脱皮、干裂均大轻。守方又服 7 剂。

6 月 21 日三诊：患者手脱皮、干裂基本消失，疗效之好出乎我意料。

按语：手干裂、脱皮，首先是阴血不足，失却濡润。为啥阴血不足呢？乃因火旺伤及津血，故选四物汤滋养阴血，用三物黄芩汤清热降火、养血滋阴。两方药物偏滋腻寒凉，怕伤脾胃，故以小量干姜反佐。全方滋养阴血润其燥，清热泻火顾其津，因方、证、机对应，故获佳效。

尿浊案一则

王某，女，76 岁，庞村镇人。2020 年 6 月 2 日来诊。自述尿液混浊一月余，服西药不效，伴口咸、稍咳嗽、大便略干。舌质淡红，苔薄白，脉沉。

处方：肉桂 3g，附子 6g，生地黄、熟地黄各 15g，山药 15g，山萸肉 10g，茯苓 15g，泽泻 10g，丹皮 10g，杏仁 10g，甘草 10g，大枣 6 枚。5 剂。

患者反馈，这药效果明显，药服完，诸症消失。

按语： 肾为水脏，司开合，主二便，对应五味为咸。肾气不足，二便不调，清浊不分故尿浊；肾精不足，故口咸；肾不纳气，则咳；肾阴不足，失却濡润，则便干。故以肾气丸为主方，滋补肾阴，温补肾阳，肾气强壮，清浊分，故尿浊愈。

痛风的经验方：
痛风三合汤

治疗痛风，用中医中药花费少，疗效好。在这里，跟大家分享一个我治痛风的经验方——痛风三合汤。

方药组成：麻黄 8g，附子 10g（先煎），细辛 3g，白芍 30g，甘草 10g，苍术 10g，黄柏 10g，牛膝 10g，薏苡仁 30g，大枣 5 枚。

主治：痛风及滑膜炎，局部红、肿、热、疼，伴怕冷、怕风等，舌红，苔白腻或黄腻，脉沉紧或弦紧。

方解：痛风及滑膜炎常表现为脚、膝关节及髋关节疼、红、热、肿，从中医角度辨证，局部肿，常为水湿停聚；局部发热、发红，为湿郁化热；怕冷、怕风为阳虚风寒外袭。本方由麻黄附子细辛汤、芍药甘草汤、四妙散三方合方而成。麻黄附子细辛汤温阳散寒通络，对应怕风、怕冷、疼痛主症；四妙散清热除湿，主治关节红、肿、局部发热等湿热蕴结之证；芍药甘草汤酸甘养阴，濡润关节，缓急止疼，同时还可以制约麻黄附子细辛汤辛燥伤津、四妙散苦燥耗液之弊。

加减：证如怕风、怕冷较重，加重麻黄、附子用量；如兼见自汗出，麻黄量可减少至 3g 或去掉不用；如关节局部肿胀严重，薏苡仁量可适当增加，另加独活 8g 左右；如疼痛剧烈，舌苔不特别厚腻，大便略干或不利者，白芍可加量应用；如伴舌质紫暗、面暗唇青等瘀血表现者，加当归、丹参、鸡血藤。

典型案例　梁某，男，58 岁，内蒙古人。

患痛风多年，自述因骑自行车汗出受风再次发病，近 10 天加重，在他医处服中药 7 剂，效不显。于 2020 年 6 月 21 日来诊。症见：右脚红肿，疼痛剧烈，摸之右足背温度明显高于左足背，但又怕冷，走路跛型。舌红，苔黄腻，脉弦紧。

处方：麻黄8g，附子10g（先煎），细辛3g，白芍30g，甘草12g，苍术12g，黄柏10g，牛膝10g，薏苡仁30g，大枣5枚。

扫码看患者治疗前后舌苔和脚部皮肤图

患者于7月9日复诊：述服上方7剂即大效；服完14剂，病已好八九成。

按语：此患者局部现红、肿、疼、热，湿热证明显；又兼怕冷，阳虚寒凝也不可忽视，大方向属寒热错杂之证。此方虽寒热药并用，但各走其道，协同配合，临证应用确有显效。

温润之法疗胃疾

畅某，女，46岁，孟津人。胃脘热疼数年，舌头燥，右胁下疼，身无力，腰困，消瘦。舌红，花剥苔，脉弦。

初诊分析：胃脘热疼，有热；右胁下疼，肝郁。开小柴胡汤合半夏泻心汤加减，想着治这病乃"张飞吃豆芽"——小菜一碟。谁知患者药服完，症状依旧。

患者讲："我这病已数年，找了很多大夫，吃了许多药，都没效，可能这病太难治。您也不用着急，慢慢来……"

患者的理解让我心生惭愧。我明白，还是药不对证，再分析：舌头燥，花剥苔，为阴虚之候，莫非胃脘热疼之症也是由阴津不足、失却濡润引起？这让我想起曾用"理中汤加麦门冬汤"起水上升治舌裂，病虽不同，但理相通，不妨用理中汤健脾助运，用麦门冬汤滋养胃津，温中兼润一试。

遂处方：麦冬 20g，半夏 10g，党参 15g，甘草 15g，白术 15g，干姜 8g，山楂 15g，鸡内金 15g，白芍 10g，山药 15g，大枣 5g。

患者反映，这次药效果明显，服后肚子舒服，胃脘烧疼感消失。

按语：此病首辨，犯惯性思维错误，一看到胃病，即想到半夏泻心汤，忽视了舌头燥、花剥苔等阴虚表现。二诊用麦门冬汤合理中汤效果显著，我的考虑是：如单用麦门冬汤滋养胃阴，可能会有些呆滞；加上理中汤，一可健脾助运，二来白术、干姜之温药可以帮助麦冬、党参等润药，更好地输布津液，滋养于胃。实践证明，温润之法，只要辨证应用准确，疗效还是肯定的。

经方合方治疗
食管癌放化疗后诸症

程某，女，70 岁，伊川人。食管癌放疗 17 次、化疗 9 次后，已吃不下饭数天，无食欲，近一段只能用胃管进食，于

2020 年 6 月 15 日来诊。痰特别多，身极无力，口不干，大便 2～3 天一行，不干。舌质红，苔薄白，脉弦疾。

处方：半夏 15g，陈皮 10g，茯苓 15g，甘草 10g，党参 15g，白术 15g，干姜 5g，吴茱萸 6g，山楂 15g，鸡内金 15g，大枣 5 枚。

6 月 25 日，其儿子来门诊告知：母亲服上方 7 剂，症状已大轻，食欲复，痰也明显减少。守方巩固疗效。

按语： 此病之辨，首辨虚实，大病久病，又加上放化疗，身极无力，虚证无疑；次辨寒热，脉虽疾，但口不干，大便不干，属寒；再辨方证，无食欲，痰多，结合虚寒之大方向，乃脾阳不振，运化失司，聚湿生痰。用理中汤、四君子汤健脾助运，二陈汤、吴茱萸汤温胃化痰除湿。虚实清、寒热明，方证明确，合证合方，故疗效显著。

老年面红案一则

李某，男，84 岁，姬桥村人。嗜睡，口干，便干，浑身无力已月余，于 2020 年 6 月 29 日来诊。观其面红如妆，舌质红，苔薄白，脉沉。

处方：肉桂 5g，附子 6g（先煎），生地黄、熟地黄各 15g，山药 15g，天冬 10g，麦冬 10g，茯苓 10g，五味子 6g，巴戟天 6g，牡蛎 30g，大枣 5 枚。7 剂。

患者服上方7剂后复诊，身已有力，嗜睡、口干、便干大轻，面色已正常。守方又开7剂。7月15日三诊，患者诸症已愈。

按语： 此病之辨，首辨阴阳，身无力、嗜睡、脉沉，阳虚之证；口干、便干，阴虚之候；面红如妆，结合年龄大，乃阴阳俱虚的表现，属虚火外焰（千万不可见口干便干，忽视身无力、嗜睡、脉沉而误认为实热证），故用引火汤滋阴收火，加小量桂附合牡蛎引火归原。因病机明确，又方证对应，故显佳效。

神奇中医，神奇疗效

荥阳黑大叔（姓黑），69岁，2020年7月8日来诊。胃脘不适几年，稍吃多一点即吐，口臭，大便一日1次。医院胃镜示：胃溃疡，胃癌？住院治疗不效。舌红，苔薄白，脉弦。

分析：口臭、食多即吐，胃火盛，大黄甘草汤证；久病胃脘不适，久病必虚，脾虚失运，不可一味攻伐，故合半夏泻心汤辛开苦降甘调，和解之。

处方：半夏15g，黄连5g，黄芩10g，干姜8g，党参15g，甘草15g，山楂15g，鸡内金15g，蒲公英18g，大黄5g，大枣5枚。10剂，煎药机煎，共煎30袋，一次1包，一日3次。

7月19日，上次与黑大叔一同来看病的邻居复诊。告知来时又去叫黑大叔，黑大叔言，胃已舒服，病已好，不去了。并反映一情况，说初服药的二三天，因想让病早除，一次服了2包药，一日3次。

我想，黑大叔的病也许是检查错了，也许是药加倍，歪打正着。反正大叔只要感觉舒服，我这心里就高兴。

四君理中法治肝病一例

福建一小伙子，37岁，患肝硬化几年，胃脘胀疼5年，诸法不效。胃中有振水声，面暗黄，消瘦，大便溏，半月前来诊。舌红，苔薄白，脉弦。

《金匮要略》言："上工之治病，何也？师曰：夫治未病者，见肝之病，知肝传脾，当先实脾……"该患者久患肝病，可表现出的却是胃脘胀疼的脾胃病症状，也证明了仲师所论正确。所以治法也应遵仲师法，健脾和胃，方用理中汤合四君子汤加味。

处方：党参15g，白术15g，干姜10g，甘草10g，茯苓30g，山药15g，山楂15g，鸡内金15g，大枣6枚。

患者于7月2日来复诊，讲服用此方10剂，疗效明显，胃脘胀疼大减轻，要求再开半月药回家调养。我观其面色转亮，精神如换一人，遂守方开药，并嘱患者注意四点：一是饮食以粗茶淡饭为宜，不可过饱；二是调畅情志，不要生气；三是戒烟禁酒；四是适量运动。

顽固湿疹久不愈，
方证对应一剂知

2020年6月24日，卫生院一西医朋友打电话给我，介绍一友来诊。其友得一顽证，肚子、屁股、腰上泛发湿疹已5年，久治不愈……

一见其人，人高马大，体格壮实，症状如朋友所言，泛发湿疹，痒，自述阴雨天加重，背困，口干。舌质暗红，苔少，脉弦。

思辨：泛发湿疹，阴雨天加重，湿邪为患；舌红，口干，阴血不足，兼有热；痒，背困，有表寒。方选三物黄芩汤合麻杏薏甘汤加苍术。

扫码看患者二诊腹部皮疹图

处方：生地黄30g，黄芩8g，苦参8g，麻黄8g，杏仁10g，薏苡仁30g，甘草10g，苍术10g，干姜5g，大枣5枚。7剂。

7月2日复诊：此方服一顿，第2天即感浑身轻松，有种运动后又拔了拔火罐的感觉，舒服得很。药服完，湿疹也大减轻。

　　按语： 湿疹一病，医家多用清热除湿药，如杏仁、薏苡仁、黄芩、苍术、苦参等。此例患者，疗效快捷，我想可能与"麻黄的解表透邪、生地黄的滋阴扶正"作用关系最大。因为湿疹日久，一来邪无出路，二来湿邪日久化热，伤及津液，肌肤失濡，而麻黄、生地黄恰好解决了这两个难题，故显佳效。

解表和里疗身痒

　　陈某，男，81岁。患糖尿病 20 年，胆囊因胆结石切除 2 年，尚有肝内胆管结石。自述身痒 1 年，痒得彻夜难眠，诸法不效。于 2020 年 7 月 19 日下午来诊。伴消瘦，身无力，面黄暗，食少，便溏。近 1 年来反复发热，化验胆红素高。舌红，苔黄腻，脉弦。

　　其老伴讲，患者因吃药太多，出现恶心，病也不轻，要求先开 3 剂试试。

　　我想，从西医角度讲，此患者身痒可能为糖尿病合并证及其与胆红素过高有关。而中医看病，不可受西医诊断的影响，"顽证痼疾，师法仲景"，以不变应万变。咱先辨六经：身痒，太阳表证；面黄暗，反复发热，食少，少阳证；便溏，太阴证。再辨方证：太阳表证，用啥方？病久正虚，不可一味攻伐，单用麻黄汤、葛根汤肯定不宜，就选桂枝汤调和营卫扶正气，再用小量麻黄汤祛外邪，即桂枝麻黄各半汤证；少阳证，邪在半表半里，当用和解，小柴胡汤正对其证；因有便溏，属太阴里虚，当用理中，但因为是兼证，症状也不重，把小柴胡汤中的生姜变成干姜即可，以兼顾太阴。

处方：麻黄6g，桂枝15g，白芍15g，杏仁10g，甘草10g，柴胡12g，黄芩10g，半夏15g，党参15g，干姜8g，山楂15g，鸡内金15g，大枣5枚。3剂。

患者于7月22日上午复诊：服药2剂半，身痒大见轻，余症也好许多。守方又开3剂，巩固疗效。

按语：胡希恕老师讲："病邪所反映的病位，不是指病变所在的病位，虽病变在里，但病邪集中地反映于表位，中医称之为表证，抑或称之为邪在表或病在表。反之，虽病变在表，但病邪集中反映于里位，中医即称之为里证，抑或称之为邪在里或病在里。"如此案例，用此方法辨表里同病，治法解表和里，方法简单、直接、高效。

方证辨证，简单高效

尚某，男，55岁，偃师市首阳山香峪人。2020年8月22日来诊。口疮已十几年。自述十几年前，因怕上火，服大黄、野菊花泡的水，服了3年后诱发此病，连续治疗了5年，均不效。另兼有一怪证，一张嘴即不停流清

扫码看患者治疗前后舌苔图

水样口水，口干厉害，大便有时干有时溏。

思辨：吐清水样涎沫，久服寒凉药引起，脾阳被伤，水饮不化，吴茱萸汤证；口疮，反复数年，虚实寒热夹杂之甘草泻心汤证；至于口干，乃脾阳不振，不能化饮为津所致。

处方：吴茱萸8g，党参15g，甘草15g，半夏15g，干姜12g，黄连8g，黄芩12g，蒲公英18g，山药15g，大枣10枚。7剂。

因病较独特，嘱患者不管病证减不减轻，都来复诊。

过了半个月左右，患者一直未出现，也不知患者病情如何，心里有点着急。9月14日，患者终于来复诊了。患者告知，因女儿上班太忙，自己又不会骑车，故耽误到今日才来。服药后病已大轻，流口水、口干已完全好，口疮也好了九成以上。并且高兴地说，这次药效果太好啦！服上一天即大效……

按语：此患者吐清水涎沫，典型的吴茱萸汤证；反复口疮，甘草泻心汤证明显。有是证，用是方，合证合方，看似野蛮原始，实则简单高效。

直肠癌腹痛下血治验

李某，女，73岁。大便下血几个月，检查示直肠癌，在他医处吃中药黄土汤加减4个月，血止不住，并伴腹痛下坠，于 2020 年 9 月 17 日来诊。舌红，苔黄腻，脉弦。

处方：大黄 6g，黄连 6g，黄芩 8g，党参 15g，白术 15g，干姜 10g，甘草 10g，附子 8g，黄芪 30g，三七 6g，生地黄 30g，大枣 6 枚。7 剂。

10 月 6 日复诊：患者反映，服上方 3 剂即大效。7 剂服完，下血与腹疼下坠均明显减轻。

我考虑此病有三个原因：一是局部热毒，迫血妄行；二是脾肾不足，温煦失司则腹疼，运化不畅则大便不利，升提无力则下坠；三是局部阴血不足，肠管失濡。从方证药证辨：大便下血、舌苔黄腻，湿热为患，三黄泻心汤对应之；腹疼下坠，脾肾阳虚，温煦失司，附子理中对应之。因下坠明显，故加黄芪既升提阳气，又可益气摄血；下血为主症，三七为止血之要药，不可不用；下血日久，伤及阴血，佐生地黄养阴血，补已损之血，又可凉血止血。实践证明，此病此证用此方疗效明显。

食管癌痰多流涎，用经方疗效迅捷

刘某，男，78 岁，关林人。食管癌扩张术后，痰涎极多，张口即流口水。

大便不利，10 月 1 日来诊。舌红有瘀斑，水滑苔，脉弦。

分析：张口即流口水，痰多，水滑苔，肝胃有寒，水饮不化；大便不利，肠腑不通；舌有瘀斑，乃瘀血停留。

治则：温肝健胃，祛痰化饮，兼以通腑化瘀。

处方：吴茱萸 8g，党参 15g，甘草 15g，干姜 8g，陈皮 10g，半夏 15g，茯苓 20g，白术 15g，大黄 8g，大枣 6 枚。5 剂。

扫码看患者治疗前后舌苔、流涎图

10 月 7 日复诊：患者反映，服完上方，诸症大轻。

守方又开 7 剂善后。

按语：脾为生痰之源，四君子汤、二陈汤健脾除湿，以绝生痰之源；张口即流口水，符合"吐涎沫"之吴茱萸汤证；大便不利，舌有瘀斑，用大黄同煎，既通腑，又化瘀。合证合方，因方证对应，方机相合，故取捷效。

父亲血尿，
我拒绝了住院治疗

2020 年 8 月 24 日下午，我正在门诊看病，一向乐观的父亲表情严肃地对我讲："我尿的像血一样，刚才看见，没来得及接住。"我一听，赶紧问："尿时痛不痛？""不痛，一点也不痛。"父亲回答。一听不疼，不像泌尿系感染，考虑父亲平时大便七八日一行、略干，从中医角度看，属阴虚火旺体质，为图方便，就先用中药免煎剂知母、黄柏、生地黄、甘草各 1

包，让父亲冲服。2个小时后，父亲又慌慌张张地来了，手中拿着用小塑料瓶接的尿让我看。我一看，吓一跳，尿如酱油色，结合无尿路刺激症状，高度怀疑膀胱癌。看父亲也害怕，我就对父亲讲，等一会儿再把中药免煎剂喝一顿，等我把这几个患者看完，咱去医院查一下……

等领着父亲到了县医院，门诊已下班，只能直接去急诊室，找大夫开了检查单，尿常规及彩超。等待检查结果的过程非常煎熬，明知道不好的可能性大，但还想着能出现奇迹。结果出来了，果然怀疑膀胱癌。

医生直接说，住院吧。我心想，住院咋治，手术？放化疗？84岁的老人，走路昂首挺胸，不痛不痒，晚饭还喝了一大碗米汤，吃了一个馒头。如果手术还能起床吗？化疗后还能吃饭吗？我的父亲我做主！于是就近去药店买了云南白药胶囊和扬子江产的头孢拉定胶囊，让父亲晚上先吃上，并告诉父亲："病不大，就是发炎了。明天到门诊开点中药吃吃。"

第二天舌象：舌质红，舌中苔黑厚腻。

处方：黄芪36g，生地黄30g，大黄3g，黄连5g，黄芩5g，白茅根30g，三七6g（打碎同煎），干姜5g，甘草15g，大枣9枚。

开了3剂，吃了2天，8月27日血就止住了。

用方思路：起初父亲脉大数，平素大便几日一行，血热妄行，用三黄泻心汤清热凉血止血为君；加白茅根、三七清热利尿止血。因尿血量大，恐失血太多，故以大量生地黄、甘草养阴血，既补已损之阴，又可凉血止血；加黄芪一味，防气随血脱，又可益气摄血。3剂服完，血止，脉亦转小沉，知病已控制。父亲饮食正常，大便也正常，又在我诊室和患者说笑话，聊家常，精神头依旧。守方又开5剂。

服药不到8剂，9月10日舌象：舌质红，苔薄白。

8剂药服完，父亲已无不适，不想再服药了。我想再巩固一下疗效，又开了7剂药，煎药机煎，一天煎了3袋。父亲说感觉啥病没有，一天吃3袋太麻烦，故一天只喝1袋⋯⋯

扫码看患者治疗前后舌苔图

从发病到今天，已将近1年余，刚才我还在和父亲聊天，父亲烟瘾依旧大，笑容照样甜，思路还是敏捷，口才和以前一样一流⋯⋯我也不知道这病将来会怎样，反正现在父亲好好的，吃、喝、睡觉、大小便一切正常。我会密切观察，尽力保护父亲健康。

───── 一躺下即胸闷，中医怎么看 ─────

张某，男，44岁，鲁山人。2020年10月4日来诊。自述一躺下即胸闷上不来气，已数月，伴大便溏薄。口唇青，舌质淡红，苔白腻，脉沉弦。

处方：党参15g，白术15g，干姜8g，甘草10g，附子8g，杏仁10g，茯苓15g，枳实8g，薤白15g，桂枝15g，丹参10g，川芎10g，大枣6枚。7剂。

患者于10月11日微信反馈：药服完，胸闷消失。

思辨：患者胸闷上不来气，可能有3个原因。一是痰湿阻滞，肺气不利；二是心阳不振，心脉瘀阻，胸痹；三是肾不纳气。此患者一躺下即胸闷上不来气，为啥躺下加重？乃肺内水湿停聚，水往低处流，躺下时痰饮阻塞气道，故胸闷明显。处方以杏仁茯苓甘草汤化水饮，理肺气；肺为储痰之器，脾为生痰之源，大便溏薄，脾虚为患，故以理中汤健脾助运；口唇青，血瘀之候，结合胸闷，心阳不振，气滞血瘀，故以枳实薤白桂枝汤加丹参、川芎理气、通阳、活血；加附子一味，补肾纳气，振奋阳气，强心利水。

此病常见于西医讲的心功能不全，因本方药很好地完成了强心（附子）、利尿（杏仁茯苓甘草汤、理中汤）、扩血管（枳实薤白桂枝汤加丹参、川芎）的任务，故取得了明显的疗效。

下肢血栓，危险重重；
担心用心，获效显著

2个月前接一电话，是山东聊城一小伙子打来的，言其母亲患下肢静脉血栓，腿肿得厉害，住院治疗，几天不效，想来

看看。我一听，这病有诱发肺栓塞的危险，担心患者长途奔波，不安全，故建议患者再住院几天观察观察。谁知没过几天（2020年9月18日）这小伙子就带着他母亲过来就诊。他们是坐火车来的，然后又换乘出租车。患者走两步都艰难，左腿肿得厉害，左侧腹股沟剧疼。小伙子讲，他母亲子宫癌手术后，于9月10日开始出现左腿肿疼，检查发现有血栓，住院治疗几天不效。他自己自学中医，相信中医，遂来诊。可是家里其他人全反对，怀疑这么大的病去吃中药中不中……

患者既然来了，那就得接诊。我先给患者讲了此病的危险程度（可能会出现肺栓塞等）。咱医生治病，不怕劳心费神，就怕患者及家人不理解。因为有些病，看似简单，却随时有可能危及生命，事先不讲清楚，患者不知道深浅，万一出现问题就麻烦，同时也不利于家属观察病情。

言归正传，说说思辨。患者主症有三：腿部水肿得厉害，腹股沟剧疼，脉沉。咱们分析一下：水肿，水液代谢障碍，西医讲下肢静脉血栓，静脉血回流受阻，符合足胕消肿汤证，属专病专方；腹股沟疼剧，不通则疼，用芍药甘草汤养阴血舒缓筋脉，缓急止疼；脉沉，阳虚之候，用麻黄附子细辛汤温阳通络，活血止疼，还可利水，一举三得。

处方：槟榔12g，木瓜10g，苏叶10g，苍术10g，薏苡仁20g，茯苓30g，黄柏10g，牛膝10g，吴茱萸6g，桔梗10g，防己10g，麻黄6g，附子9g，细辛3g，白芍30g，甘草10g，大枣 8 枚。

开了 5 剂药，他俩就在附近旅馆住了 4 天。患者反映，服药的当天夜里，微微汗出，即感浑身轻松；服药到第 3 天，其母亲肿疼明显好转，已能走一小段路。回去前又带了 15 剂药。其间 10 月 8 日、10 月 26 日又来复诊两次，前后一共服药 52 剂。

扫码看患者治疗
前后腿部水肿图

11 月 15 日，其母亲自己一个人来诊，已能轻松行走，肿疼虽还有一点点，但总的已好九成。守方继续巩固疗效。

中医的生命力在临床，临床的生命力在疗效。

四味小方疗心悸

昨天下午看一患者，女，58 岁，自述前几日因生气引起，心中惊恐不安、心慌，晚上加重，影响睡眠，伴见面暗，脉紧。

处方：桂枝 20g，甘草 20g，牡蛎 40g，大枣 6 枚。5 剂。

今早患者打来电话，服上方一次，昨夜睡眠甚好，心惊心慌消失。

按语：此患者心中悸动不安、面暗、脉紧，从方证看，是典型的桂枝甘草证。其病机为思虑过度，阳气被伤，心阳不振，温煦失司，故以桂枝甘草汤振奋心阳为君；面暗，一方面因阳虚寒凝血瘀，另一方面为气血不足之象，故加大枣养血扶正为臣；加牡蛎一味，引阳入阴、镇惊安神佐助之。全方药虽四味，但阴阳兼顾，正对病机，故取佳效。

从阴阳立论，
四张经方疗心悸

孙某，男，顺帝庙人。2020 年 11 月 27 日来诊。心慌日久，严重时心率 110 次 / 分，有冠心病史，身无力，阵发怕冷，面黄暗。舌质暗，苔薄白，脉沉细弦。

处方：党参 15g，麦冬 15g，五味子 8g，桂枝 15g，甘草 10g，附子 8g（久煎），干姜 8g，当归 10g，白芍 10g，熟地黄 10g，川芎 8g，大枣 6 枚。7 剂。

2020 年 12 月 4 日复诊：患者反映，服上方 7 剂，疗效明显，心慌消失，身体也有劲了。观其精神饱满，面色明显转红润。守方又开 7 剂，巩固疗效。

按语：此患者面黄又暗，结合身无力，脉沉细，虚证无疑；面黄、脉细，阴血不足；身无力、面暗、怕冷、脉沉，阳气衰败。故阴阳俱不足为其根本。结合主症心慌，用生脉饮益气养阴，桂枝甘草汤四逆汤扶阳，共同定悸。面黄暗、舌质暗，血虚兼瘀，故合四物汤养血活血佐助之。四方之中，四物汤、生脉饮滋阴，四逆汤、桂枝甘草汤扶阳，阴阳兼顾，故收显效。

心肌炎的中医治验

10天前给一亲戚看病，女，49岁，患心肌炎数月，身极无力，见床就想躺，见沙发就想靠，胸闷，有吸不透气感，口干，便溏，脉沉。

处方：黄芪20g，桔梗10g，知母10g，升麻5g，柴胡5g，党参15g，麦冬15g，五味子8g，附子8g（久煎），干姜8g，甘草10g，大枣8枚。10剂。

2020年11月30日复诊：患者服完10剂药，身已有力，胸闷缓解，诸症大轻。

按语：此病之辨，首辨虚实，久病脉沉，身无力，光想躺，虚证无疑。再辨阴阳，身无力、嗜卧属阳虚，口干为阴津也不足，乃阴阳俱不足。三辨方证，胸闷、有吸不透气感，胸中大气不足下陷之升陷汤证；口干，结合心肌炎史（曾有心悸），乃气阴不足之生脉饮证；身无力、嗜卧、脉沉、便溏，太阴少阴合病之四逆汤证。故三汤合方，因方证对应，故取佳效。

老年痰多吐不利，
方证对应效神奇

2个月前看一大伯，79岁，山西人。痰喘日久，曾去北京就诊，无功而返。痰吐不利，吐痰时得让家人帮忙，痰黏得拽很长才能拉出，伴口干、便干，有时胡说。舌红，脉弦。

思辨：急则治其标，老年人最怕有痰，痰多且黏，最易堵塞气道，危及生命，故化痰排痰为最重要；口干、便干、舌红、脉弦，实证明显。故治法以攻为主，方选麻杏甘石汤宣肺平喘。肺与大肠相表里，故又用小陷胸汤合宣白承气汤化痰、通腑、泄热，《千金》苇茎汤合桔梗甘草汤强力排痰，不可不用。如果是年轻人，上方直接猛攻即可，但该患者年老久病，正气也得兼顾，该用啥方呢？四君子汤加熟地黄：四君子汤顾正气，兼以绝其生痰之源；熟地黄补肾纳气，又可填补肾水，防祛痰药伤及津液。

处方：麻黄5g，杏仁10g，生石膏30g，甘草12g，瓜蒌20g，黄连5g，半夏15g，冬瓜仁20g，薏苡仁20g，桔梗10g，大黄8g，党参15g，白术15g，茯苓15g，熟地黄15g，大枣8枚。

患者服上方即效，随症加减，服药一月余，于2020年11月29日又来复诊。痰鸣音已消失，胡说、口干、便干已愈，痰也少了八成。守方加减，继续巩固治疗。

耳聋耳鸣案

李某，女，48岁，山西宁武人。2020年10月7日来诊。左耳聋、耳鸣十几年，右耳聋、耳鸣1年，头晕，恶心，休息不好，怕热，面色暗。舌质暗，苔薄白，脉沉弦。

思辨：头晕、恶心，吴茱萸汤证；休息不好、怕热、面暗、舌暗，瘀热互结之血府逐瘀汤证。合证合方。

处方：吴茱萸 8g，党参 15g，甘草 15g，干姜 6g，柴胡 15g，当归 10g，生地黄 15g，红花 5g，牛膝 10g，川芎 18g，赤芍 10g，枳壳 10g，牡蛎 60g，大枣 6 枚。

患者服上方 7 剂，疗效甚好，头晕、恶心消失，耳朵已能听见，能和人正常交流。

按语：此病之辨，首辨方证，头晕恶心，吴茱萸汤证明显。吴茱萸汤不仅对头晕恶心疗效明显，而且可破阴通阳，对寒邪侵袭、窍道不利之耳聋也有佳效。失眠、怕热、面暗、舌暗，内有瘀热，属血府逐瘀汤证。该方理气活血，安神定志。方中生地黄又可滋肾水（肾开窍于耳），川芎活血开窍，柴胡疏肝理气，牛膝引热下行，个人认为此四味补肾水、疏肝、活血、清热，对耳聋也有兼顾。方证对应，合证合方，方药又处处顾及主症（耳聋），故取佳效。

小朋友的笑是对中医的认可，更是对中医人的鼓励

10 天前接诊一患者，是一个 12 岁的小朋友，从伊川县来的，孩子坐在诊桌前，一脸的不舒坦。其母亲讲，孩子半年前

感冒 2 周后出现头晕，刚开始只晚上晕，诸法不效，在某三甲医院怀疑是腺样体肥大引起。经手术后，头晕不仅未轻，反而变成了昼夜都晕，兼见入睡困难，心烦起急，怕冷，口不干，便溏，脸发烘。舌红，苔薄白，脉弦。

　　说实话，这病不难看，只不过若从西医的视角，则无从下手。我可不是说西医不行，中西医各有优势，很多时候互相替代不了，在这种病上，中医就优势明显。咱分析一下，主症头晕，首选方是苓桂术甘汤，咱先看看此小孩适不适合这方？怕冷，有感冒史，有寒，桂枝证；便溏、口不干，有脾虚，有水湿，茯苓白术甘草汤证。这样，苓桂术甘汤证就有了。再看下一组症状，入睡难、脸发烘、心烦起急、脉弦，中医认为"阳入于阴则寐"，心肝火旺，火气太旺，阳入不了阴，再结合病久血瘀，主症又为头晕，咱得寻一个方，把这几方面都兼顾到，王清任的血府逐瘀汤堪当此任。此方既可理气解郁（气郁会化火），又可养阴清热（补水降火、平衡阴阳）、活血化瘀（治头晕）。此外，血府逐瘀汤对顽固性失眠作用明显，入睡好了，头晕的概率也大大降低。至于心烦重，加点栀子降降心火；便溏，少佐干姜，又是一平调阴阳组合；再加点牡蛎，引阳入阴安神……

　　最终处方就是苓桂术甘汤合血府逐瘀汤加干姜、栀子、牡蛎，具体药物我就不写了。

方子服了 10 天，2020 年 12 月 4 日，这小孩又来了。一见面，他害羞地笑了。我问："小朋友，感觉啥样啊？"答："美多啦！"我又问："能好一半不？"小孩答："一半不止。"说话时面带微笑，表情轻松……小朋友的笑是对中医的认可，更是对中医人的鼓励。

虚火案一则

2021 年 1 月 12 日诊一患者，宁某，男，44 岁。口干口咸日久，伴见腰疼，小便泡沫多，牙龈出血，眼窝青，脉沉。

思辨：口咸，五味对应五脏，咸对应肾，肾精不足之证；腰为肾之府，肾气亏虚则易腰疼；肾为水脏，司二便，肾气不足，膀胱气化失司，故小便泡沫多；脉沉，肾气不足之证；口干、牙龈出血，结合肾阴阳俱虚的表现，并非实火，乃肾失封藏，虚火外浮之候。肾阴阳俱不足，肾气丸主之；虚火外浮，封髓丹对应。

处方：黄柏 10g，砂仁 5g，甘草 10g，肉桂 3g，附子 3g（久煎），生地黄、熟地黄各 15g，山药 15g，山萸肉 12g，茯苓 18g，泽泻 10g，丹皮 10g，大枣 6 枚。5 剂。

1 月 20 日复诊：上方服完，口咸、口干已愈，余症也已大轻。

咳血小验二则

案1　上午复诊一患者。

此患者1月22日首诊，来时已咳血6天，以前曾出现3次，厉害时能咳碗口大一片；便干，咳吐黄稠痰，胸闷，大便黑。舌质红，苔薄白，脉弦。服药5天，咳血已好九成。

处方：大黄6g，黄连5g，黄芩8g，百合18g，生地黄18g，瓜蒌15g，半夏15g，冬瓜仁20g，薏苡仁20g，芦根20g，三七5g（打碎），甘草10g，大枣6枚。

思辨：咳血为主症，痰黄，热证明显，故以三黄泻心汤清热凉血止血；痰黄稠、胸闷，痰热互结之小陷胸汤证；便干，火旺津伤，用百合地黄汤养阴润肠，兼以清热止血；痰稠且黄，选《千金》苇茎汤以增强排痰之力，因桃仁活血，血证不宜，故减掉。全方重点止血，兼以化痰、清热、养阴，方证对应，故取佳效。

案2　咳血1个月，住院2次不效，中药10味仅用3天血即止。

2021年2月4日早上刚到门诊，寇店镇马寨村朱姓大哥已在门口等候。我赶紧问："啥样啦？"大哥回答："止住了。""几天止住的？"我又问；"三天"，大哥回答。听到这里，我一直悬着的心总算放下了。

7 天前，上班正忙，一同道朋友打来电话，说："哥，我这一老朋友，已咳血 1 个月，住院两次也止不住，请你用点心，帮忙看一下。"我说："中！"

一见患者，身高体瘦，面色略黄，精神头还可以。患者讲，自己已咳血 1 个月，晚上一躺下即咳吐鲜血，伴见盗汗，有陈旧性肺结核及尘肺史。舌红苔薄白，脉弦。

思考：咳血为主症，当务之急应止血。血色鲜红，脉弦，乃血热妄行，当以三黄泻心汤直折其火，清热凉血止血；三七为止血的要药，一定要用；伴见盗汗，乃咳血日久，阴血不足，虚火外延，迫津外泄，故用百合地黄汤滋阴降火，敛阴血，清虚火，止汗止血；咳血病久，恐气随血脱，应加黄芪，既防气脱，又可益气摄血；三黄、生地黄过于寒凉，恐伤脾胃，反佐干姜、甘草、大枣顾护胃气，调和诸药。

处方：百合 30g，生地黄 30g，大黄 5g，黄芩 8g，黄连 5g，三七 6g（打碎同煎），干姜 6g，甘草 10g，黄芪 30g，大枣 8 枚。

扫码看患者首诊咳血图

2 月 25 日四诊：患者反映自从服中药 3 天血止后，至今没复发，疗效牢靠。守方又开 7 剂巩固。患者打开手机让我看吃中药前咳血照片，一次咳血能咳一碗。

漏下三月诸法不效，
青主名方七剂收功

2021 年 1 月 16 日看一患者，月经已淋漓 3 个月，面黄，呈贫血相，大便干，心急，入睡困难。舌质淡红，苔薄白，脉弦。

思辨：本患者面黄，结合漏下 3 个月史，气血不足；便干、心急、入睡困难，阴虚火旺。故此证治疗，宜止血为主，益气养血、滋阴降火为辅。方用加减当归补血汤加味。

处方：黄芪 30g，当归 10g，生地黄 30g，桑叶 15g，三七 6g（打碎），黄芩 8g，甘草 10g，牡蛎 30g，大枣 6 枚。7 剂。

服药 7 剂，患者反映血未止住。守方加味又开 7 剂，谁知患者二诊药拿回去，第 2 天尚没煎服，发现出血已止。

方解：三七为止血之圣药，桑叶滋肾阴、收敛止血，黄芪、当归气血双补，四味药乃青主师治年老血崩之妙方，因证机相符，拿来借用；生地黄一味，量大滋阴降火，补已损之血，又可凉血止血，还可润肠通便，对应便干；黄芩一味，清热凉血止血，又可降火，对应心急；加牡蛎滋阴潜阳，安神定志；大枣、甘草补益脾胃，调和诸药。全方止血、补血、养阴、清热，气血兼顾，脾肾同调，治标顾本，因方证病机对应，故取佳效。

冠心病治验三则

案1 一周前的一个下午，临近下班，接到一个求诊电话，是一老病号打来的。其母亲胸中闷凉，出冷汗，因年龄大，行动不便，想让我出诊去她家看一下。说实话，已超负荷工作了一天，极其疲惫，真不想去，可又考虑患者为冠心病，可能危及生命，再累也得去。一见患者，76岁的老太太，走路颤颤巍巍，曾有心脑血管病史，右边肢体活动不利，说话底气不足。患者讲，这些天虽在暖气房中，胸中也凉得难受，凉起一阵，还伴胸闷出冷汗，吐白痰。脉沉。

一看这些症状，医生都知道是冠心病，这病较重，有生命危险，因其女儿常找我看病，人品较好，故我就跟她直讲。两种选择：一是住院治疗；二是服中药看看。其女儿说，让你看，就是相信你，先开几剂中药服服看吧……

处方：附子9g（久煎），干姜8g，甘草10g，桂枝18g，薤白15g，丹参15g，大枣6枚。7剂。

上药服完，应患者女儿邀请，2月2日晚再次出诊。老人已精神饱满，并言胸凉、胸闷及出冷汗已消失，效果很好。守方继续巩固疗效。

本方只7味药，却愈如此重病，在别人看来，好像是吹牛，不大可能。可在我们中医眼中，也在意料之中。此患者无精神，胸中凉闷，吐白痰，出冷汗，脉沉，少阴证明显，乃心肾阳气不足，提振温煦失司，就好比天气阴冷，只有太阳出来，才能驱散阴寒。故以四逆汤温肾暖脾强心，大力扶阳；以桂枝、薤白振奋心阳，通阳散寒；"一味丹参，功同四物"，养血逐瘀扶正；大枣顾胃气，养阴血，调和诸药。七味小方，味少力猛，精、准、狠，协同配合，方证对应，疗效显著。

案2 一周前看一患者，男，63岁，缑氏，刘庄人。胸闷痛日久，伴腰疼，平素有冠心病，舌脉正常。

处方：附子8g（久煎），桂枝15g，白芍30g，甘草10g，党参15g，麦冬15g，五味子8g，薤白15g，丹参10g，川芎10g，大枣6枚。7剂。

2021年2月5日复诊：诸症基本消失，又开7剂巩固。

本方由四个组合而成：一是桂枝、甘草和生脉饮组合；二是芍药甘草汤和附子组合；三是薤白和丹参、川芎组合；四是甘草、大枣组合。第一组合阴阳双补，补益心脏；第二组合，温阳敛阴止疼，对应腰疼；第三组合，通阳活血疗胸痹；第四组合，调和诸药，顾护脾胃。全方以补为主，补中兼通，各司其职，协同配合，方证病机对应，故取佳效。

案3 张某，女，73岁，杨湾村人。

患者主诉：近一段时间经常背冷胸闷，身无力，时有汗出，平素有冠心病。脉沉。

处方：附子 8g（久煎），桂枝 15g，甘草 12g，薤白 13g，党参 15g，麦冬 15g，五味子 8g，丹参 15g，川芎 8g，大枣 6 枚。

服上方一月余，诸症消失。

按语：此患者胸闷背冷，结合冠心病病史，不典型心绞痛的症状反复出现，说明病情较重，有心肌梗死之风险。从中医角度辨，背冷、胸闷乃胸痹之证，脉沉为阳虚之候，故以附子、薤白振奋心肾阳气，以桂枝、甘草通阳散寒；身无力、汗出，在阳虚的同时，气阴也不足，故以生脉饮相佐，同前药相合，阴阳双补，并可益气养阴敛汗；久病必瘀，故加丹参、川芎活血宽胸，合大枣顾护脾胃、扶正养血。全方阴阳双补，温养之中兼以活血，因方、证、病机对应，故取佳效。

左侧胸胁、肩颈痛治验

李某，男，48 岁。2021 年 1 月 31 日首诊。左侧胸胁疼，左肩左颈疼已日久，难受异常，伴怕冷，西医检查心肺正常。其父上年因腰椎病疼得不能走路，在我门诊治愈，故也来诊，想用中药治治看。

处方：柴胡 12g，白芍 18g，枳实 10g，甘草 10g，瓜蒌 15g，薤白 15g，桂枝 15g，丹参 15g，川芎 10g，大枣 6 枚。7 剂。

2月9日复诊：诸症大轻，守方又开10剂，巩固疗效。

按语：中医讲不通则痛，肝脉布两胁，胸胁疼痛乃肝气不舒，气滞血瘀，故以四逆散理气解郁，以丹参、川芎活血止痛。因有怕冷，乃阳气不足，寒邪入侵，病位在胸胁、颈肩，故以瓜蒌薤白桂枝汤，温心阳，散结滞，止痹疼；以桂枝汤调和营卫，温通经络止疼。此病理法清晰，方证对应，故取捷效。

———— 术后高热，师法仲景 ————

腊月二十七接新密一朋友来电，言其母亲子宫卵巢切除术后第10天，开始高热，已1天，体温40℃，核酸检测阴性，因以前常来我门诊看病，想让我再看一下。我说中，但要做好防护，尽量减少与他人接触。

第2天上午是在诊室门口的车上看的，一见患者，出乎我意料，虽高热，却大汗淋漓；伴口干，便干，身疼痛无力，打嗝。脉略沉。

处方：生石膏60g，知母10g，党参18g，柴胡18g，黄芩10g，半夏15g，甘草12g，干姜3g，桂枝18g，白芍18g，山楂15g，大枣6枚。7剂。

正月初三朋友发来微信，言其母亲病已好。

思辨：大病急证，师法仲景，先从六经着手辨证，大热、口干、便干乃阳明病。有人该讲，阳明四大症，应有脉洪大，而此人脉沉？我是这样想的，此人刚做完手术，正气被伤，阳明证还是阳明证，只不过伴有正虚，从方证辨，用白虎汤清阳明之热，加党参补益正气，顾其津液，即人参白虎汤证。发热伴打嗝，肝胃不和；兼见便干，乃少阳阳明合证。因正气虚，用大柴胡汤肯定不宜，咱用个和解之法，即小柴胡汤和枢机，解郁结，疏肝和胃退热。身疼痛为营卫不和，身无力、出汗乃太阳表虚证，用桂枝汤调和营卫，补益正气，兼以解表。三方均为和剂，攻邪之中均可扶正，看似平和之方，但理法分明，因六经明确，又方证对应，故效好、效捷。

二姐耳聋耳鸣，
小弟经方解忧

年内二姐突发耳聋来诊。自述已耳鸣几个月，因见我太忙，几次路过诊室门口，都不想打扰我，耽误至今。因突发耳聋，才引起重视；伴见口干，左眼视物不清，腰疼，睡眠不好，耳聋当晚还眩晕1次，头晕恶心。

疾病面前，人人平等，给二姐看病也应保持平常心态，不可心急干扰思辨。我心想，头晕恶心，吴茱萸汤证。这一段时间，我发现几例耳聋患者用此方均有佳效，又对方证，故首选。二姐平素心急，加上照顾父亲、孙子，外甥女又生小孩，操持家务，积劳、操心，睡眠不好、眼睛视物不清，乃肝郁化火之证；伴口干，属阴虚；腰疼，乃气血不畅。用血府逐瘀汤疏肝理气，养阴清热，活血化瘀，安神定志，正好可以顾及全部。合证合方，血府逐瘀汤合吴茱萸汤加味。

处方：柴胡 12g，当归 10g，生地黄 18g，桃仁 10g，红花 5g，甘草 12g，牛膝 10g，川芎 15g，枳壳 10g，吴茱萸 6g，党参 15g，菊花 8g，大枣 6 枚。

正月初四二姐来复诊，言服上方 7 剂，耳聋已愈，耳鸣也大减轻，问用不用再服药，我说再服 7 剂巩固巩固。

突发耳聋案

孟某，女，60 岁，关林人。2020 年 12 月 6 日来诊。自述昨天下午出门骑电动车，因天太冷，回家突然感觉耳朵听不见，并伴头晕、恶心、身极无力。舌质淡红，苔薄白，脉沉弦。

处方：吴茱萸 6g，党参 15g，甘草 15g，茯苓 30g，桂枝 15g，白术 15g，附子 9g（久煎），白芍 10g，干姜 8g，大枣 6 枚。7 剂。

12 月 16 日复诊：头晕、恶心消失，耳聋也好九成。

按语：此病之辨，如从受风寒而引起耳聋看，很容易就想到麻黄附子细辛汤，可从方证来看则不是。头晕恶心，苓桂术甘汤证、吴茱萸汤证明显；结合身极无力，乃真武汤证。处方以头晕、恶心为切入点，结合有受寒史，故整体用药宜温，兼顾耳聋。因重视方证辨证，故取得了显著疗效。

辨舌治疗冠心病

张大伯，男，71岁，禹州人。2020年11月24日来诊。自述胸闷日久，西医诊为冠心病，伴胃脘不适、小便不利。舌红，苔黄腻，脉弦。

处方：陈皮10g，半夏15g，茯苓15g，甘草10g，干姜6g，黄连5g，杏仁10g，薤白10g，党参15g，山楂15g，大枣6枚。10剂。

因没人带孩子，患者耽误到12月22日才来复诊。服完上方10剂，胸闷即消失，胃也特别舒服，小便也通利了。我一看患者面色红润，舌质舌苔明显好转，和上次判若两人。心中想，中医真是宝贝，其疗效有时好的让自己都不敢相信。

按语： 此病之辨，舌象最为直观，其舌苔黄腻，乃痰湿化热表现，故选半夏泻心汤合二陈汤化痰除湿，健脾和胃，兼以清热；以杏仁茯苓甘草汤化水湿，理肺气；因主症为胸闷，故加薤白通心阳、散结滞。全方心、肺、脾胃同治，而以化痰除湿为主，兼以调

扫码看患者治疗前后舌苔图

畅气机，对主证，顾兼证，因方、证、病机对应，故取佳效。

肝硬化腹水案一则

今天复诊一患者，7 天前首诊。刘某，女，69 岁。肝硬化腹水，伴见胃脘、胸部满闷，下肢水肿，便干，腿沉重。舌红，苔薄白，脉沉。

处方：柴胡 12g，白芍 18g，枳实 10g，甘草 12g，党参 15g，白术 15g，茯苓 18g，陈皮 8g，干姜 3g，桂枝 18g，山楂 15g，大枣 6 枚。7 剂。

患者反映，药服完后诸症明显减轻。

按语： 此患者胃脘、胸部满闷，是肝气不舒、胃气不和之象，腹水、便干、下肢水肿，乃水饮停聚，津液输布异常。治疗以疏肝和胃、化饮布津为主，故以四逆散疏肝理气，以茯苓饮化饮和胃；加桂枝一味，有苓桂术甘汤之意，加强化气行水之力；合白芍、甘草、姜枣组成桂枝汤，扶正气兼以和胃。全方疏肝和胃，扶正化饮。虽都是平和之药，但因方证对应，用于此重病，也取捷效。

顽固胃疼案一则

王某，男，39 岁，栾川人。胃脘疼十几年，半夜或饥时明显，诸法不效，伴口干、便溏。于 2020 年 12 月 27 日来诊。舌红，苔薄白，脉弦。因患者反复服中药不效，故要求先开 5 剂试试。

处方：半夏 15g，黄连 5g，黄芩 8g，干姜 10g，党参 15g，甘草 15g，山楂 15g，桂枝 10g，白芍 20g，大枣 8 枚。5 剂。

上方服完，患者复诊：服药至第 3 天，胃疼消失，效果甚好，要求再开 10 剂巩固疗效。

按语：胃脘疼十几年，久病必虚，用小建中汤温阳益阴，养胃止疼；口干胃热，便溏脾寒，故以半夏泻心汤清胃热，温脾寒，辛开苦降，畅达中焦。全方以通为补，以通为用，兼以温养敛润，正对病机，故取佳效。

生气后胸闷三年，用升陷汤血府逐瘀汤效佳

2020 年 12 月 5 日来一患者，牡丹江人，自述于 2017 年 2 月做饭时，因孩子哭闹，一时怒起，朝孩子大吼一声，随即出现身体如被玻璃罩住一样，胸闷，既想长吸气，又想长出气，总之上不来气，已 3 年余，久治不效。同时伴口臭，脸下垂感，左侧胸部有一片疼，浑身难受，后背酸痛，睡眠不好，面暗，怕冷。舌体胖大，苔薄白，脉弦。

处方：黄芪30g，桔梗10g，知母10g，升麻5g，柴胡15g，当归10g，生地黄15g，桃仁10g，红花5g，枳实6g，川芎10g，甘草10g，赤芍10g，薤白15g，大黄3g，大枣6枚。15剂。

服上方10剂，患者反映诸症减轻，半月服完药，疗效明显，又守方服药半月。患者于2021年1月6日再次复诊，诸症基本消失。

按语：此病证由发怒引起，"怒则气乱"，从病因病机看，应从调畅气机入手。从方证辨，想长吸气，乃气虚气陷之升陷汤证；想长呼气、胸疼、背疼，为气滞血瘀之血府逐瘀汤证。口臭、大便略干，阳明有热（可能为肝郁碍胃日久引起），结合食欲不振，可用小量大黄，既健胃消食，又通便泻热。处方以调畅气机为主，兼活血通络、泻热健胃，既对病机，又合方证，故取得了满意的疗效。

身痒病数年，用经方效佳

马某，女，16岁，寇店朱窑村人。2020年12月26日来诊。前胸后背出疹子、身痒，已数年。舌红，苔薄白，脉弦。

思辨：身痒，常见于风寒外袭，内有蕴热，热邪想透发，可表寒郁闭，不得透发，寒热交战于肌肤；而久病不愈，营卫不和，正气不足，不足以鼓邪外出。散外寒，用麻黄汤；清里热，用三物黄芩汤；调营卫，扶正气，用桂枝汤。故方选桂枝麻黄各半汤合三物黄芩汤。

处方：麻黄 8g，桂枝 15g，白芍 15g，杏仁 10g，甘草 10g，干姜 5g，生地黄 15g，黄芩 8g，苦参 8g，大枣 8 枚。

今日其父来门诊告知，服上方 7 剂，女儿身痒已基本消失。

半夜迷糊胡言乱语，血府逐瘀效如桴鼓

辛某，男，58 岁。脑血管病后，语言不利，行动迟缓，近一段时间半夜迷糊，常胡言乱语二三小时；伴口干口苦，心烦起急，腿冰冷。舌质红，苔薄白，脉弦。

处方：柴胡 12g，当归 10g，生地黄 15g，桃仁 10g，红花 5g，甘草 10g，赤芍 10g，川芎 10g，牛膝 10g，枳壳 10g，栀子 3g，牡蛎 60g，肉桂 5g，附子 6g（久煎），大枣 6 枚。

患者间断服药 3 次，每次 7 剂。2021 年 1 月 15 日复诊，其妻子言：最后一次服药至今，中间连续 12 天无迷糊及胡说，昨天停药第 6 天，晚上又有一会儿迷糊，但比以前已好太多，遂又来开药巩固。

思考：久病必瘀，口干口苦，心烦起急，胡言乱语，乃心肝火旺，瘀热扰心，心神不宁，故以血府逐瘀汤加栀子、牡蛎

疏肝解郁，养阴降心肝之火，兼以安神；加小量肉桂、附子，一来对应腿冰冷，二来引火归原。全方从瘀血着手，结合理气、养阴、清热、引火归原，不仅达到了阴阳平衡、安神定志的目的，还对应了主症，故取得了不错的疗效。

血崩证势如猛虎，
青主方以柔克刚

2021年1月12日来一患者，自述月经量特别大已2天，问我会治不会。我跟她讲，看病打不了包票，如信任，可开点药吃吃看，中不中，吃吃才知道；如不相信，可另请高明。患者说，不是不信任，这病3个月前已出现过1次，最后刮宫输血才愈，把自己吓坏了。你说的有道理，不吃谁知中不中，先给我开3剂试试吧……

处方：黄芪30g，当归10g，桑叶15g，三七6g（打粉），生地黄15g，黄芩8g，甘草10g，大枣6枚。

3天后患者来复诊，言这方确实中，服1剂血即止，效果甚好。

按语：顽证痼疾师法仲景，妇科病证当学青主。处方为青主治老年血崩的验方——加减当归补血汤加味而成。原方中黄芪补气，当归养血，三七止血；桑叶、地黄滋肾水养阴，桑叶又有收敛之妙；黄芩清热止血，甘草、大枣顾护脾胃。全方止血治标，补气血、滋肾水顾本，标本兼顾，经临证验证，几乎百发百中，妙不可言。

有人中医没学好，怨没跟明师。我个人体会，古代医家把毕生的经验写进书中，书本即是最好的老师，读书即跟师，我们有什么理由守着明师而不去学习呢？

心衰重证，经方效佳

王某，女，75 岁，首阳山人。2020 年 2 月 19 日来诊。症见稍走路或弯腰即胸闷，上不来气。年内曾因心衰、房颤住院 2 次，平素服地高辛等西药，效果不佳。伴见下肢水肿，有白痰，口不干，身无力，腰困，怕冷，大便溏。舌质淡红，苔薄白，脉沉弦。

处方：制附片 8g（久煎），茯苓 30g，白术 15g，杏仁 10g，丹参 15g，薤白 15g，干姜 8g，甘草 10g，大枣 6 枚。7 剂。

扫码看患者治疗前后腿部水肿对比图

2 月 27 日复诊：服上方 1 剂，症即大轻。药服完，下肢水肿、胸闷、身无力等症均消失，效果很好。守方，又开 7 剂巩固。

按语：此患者稍动即上不来气，西医讲是心衰，中医认为凡劳累后加重的病证，多属虚证；身无力，腰疼，便溏，口不渴，怕冷是虚寒表现。太阴少阴合证，乃脾肾阳虚、提振无力、温煦失司之四逆汤证。水往低处流，故弯腰胸闷明显；有白痰，乃痰湿阻塞气道，为水饮阻肺，影响肺通气之杏仁茯苓甘草汤证；下肢水肿、有白痰、身无力，乃肾阳不足、不能化气行水、水饮停聚之真武汤证（因有白痰，胸闷又为主症，故去阴柔之白芍）；久病必瘀，主症为胸闷，故加薤白通心阳、散结滞，加丹参活血化瘀。全方用四逆汤温肾健脾又可强心，杏仁茯苓甘草汤合真武汤宣肺温肾利水，薤白、丹参温通活血扩血管，既有西医治心衰之强心、利尿、扩血管之效，又符合中医整体观念、辨证论治。个人认为，中医治疗心衰，既对标，又治本，并且作用相对持久，优势明显。

——— 小青龙汤加附子石膏治心衰 ———

"病痰饮者，当以温药和之。"曹颖甫、祝味菊治咳喘常用小青龙汤加附子。加附子，有麻黄附子细辛汤意，温肾利水，并可补肾纳气。张锡纯则认为，"痰喘之证又有热者，十之八九"，所以运用小青龙汤时必加石膏。我认为，附子性热，振奋阳气，有强心作用；石膏性寒，善清肺胃之热。两者只要对证，都是药中猛将，用对常立竿见影，即"有是证，用是药"。这不，我就遇见一例小青龙汤证患者，既兼见附子证，又具有石膏证，这时咋办？"有是证，用是药"，我就用小青龙汤加附子和石膏。疗效如何？请听我慢慢道来。

今日嵩县王大哥又来看病。对我讲其母的心衰于2021年2月21日来我处诊治，开的那药是真好，只喝了一天3包（代煎好的药），几年的咳、喘、痰就都消失了，服药10天期间，把地高辛等西药都停了，除小便还不太利外，余症均大为减轻。我一查病历，当时的记录如下：

魏某，女，86岁。平素心衰，服西药地高辛、氢氯噻嗪、卡托普利等。

现症：喉中痰鸣，咳嗽，咳吐白痰多，偶夹少量黄痰；伴见恶心，小便不利，舌质暗，苔白腻，脉沉。

处方：麻黄6g，桂枝15g，干姜8g，细辛3g，白芍15g，甘草10g，半夏15g，五味子8g，杏仁10g，生石膏30g，制附子8g（久煎），大枣6枚。10剂。

我的思考：咳喘，白痰，恶心，典型水饮证。水饮犯肺则咳喘，犯胃则呕，白痰多则寒饮多，用小青龙温肺健脾、化饮、止咳止呕；略兼黄痰，水饮有化热或兼热之表现，加杏仁、生石膏宣肺清热化痰。心衰日久，脉沉，小便不利，肾阳不足，不能化气行水；咳喘，肾不纳气。故佐附子扶肾阳，行水纳气。

"实践是检验真理的唯一标准。"最后我想说，小青龙汤加附子又加石膏，只要对证，效果照样好。

心衰验案

陈某，男，72 岁，许昌人。心衰日久，半月前来诊，身极无力，下肢水肿，呼吸音粗，胸闷上不来气，舌淡，苔水滑，一张嘴口水直流，脉沉。

思辨：脉沉，身无力，少阴阳虚；舌淡，苔水滑，张嘴即流口水，水饮为患；胸闷上下来气，心肾阳虚，痰饮瘀血阻碍气机。故用真武汤温肾利水。因白芍阴柔，与病机不宜，去掉；用杏仁茯苓甘草汤化水饮，通利肺气；用薤白振奋心阳，用丹参活血化瘀。

处方：制附子 12g（久煎），茯苓 30g，白术 15g，干姜 8g，杏仁 10g，丹参 10g，薤白 13g，大枣 6 枚。

患者服上方 2 周，诸症大减。

再疗心衰

杨某，男，53 岁，回郭镇柏玉村人。2021 年 9 月 17 日来诊。

患"心衰"9 年余，平素服西药强心利尿剂维持，近 4 个月加重，身极无力，稍动即头晕，睡眠不好，多梦。舌质淡红，苔白略腻，脉沉。当时量血压 80/40mmHg。

处方：党参 15g，麦冬 10g，五味子 10g，桂枝 10g，甘草

10g，附子 8g（久煎），茯苓 30g，白术 15g，白芍 15g，干姜 5g，丹参 15g，薤白 12g，大枣 6 枚。

疗效：患者服上方 2 周后，反映头晕、身无力消失，睡眠已正常，血压升至 90/60mmHg。

按语：此患者稍动即头晕，可以看作"起则头眩"之苓桂术甘汤证和"头眩，身瞤动，振振欲擗地者"之真武汤证；"心衰"日久，久病必瘀，故加丹参、薤白通阳活血；服利尿药日久，再服苓桂剂真武汤；恐心阴被耗，故佐生脉饮益气养阴。全方益阴扶阳，健脾补肾，活血化饮，方证对应取佳效。

看肚子，疗疾病

近些年，人们多以瘦为美，从健康角度看，"瘦"（当然，太瘦也不对）不仅美，而且相对身体健康。这不，下面这个大哥吃得太胖，病就来了。

陈大哥，男，44 岁。一周前来诊，头晕已 20 余天，鲁智深身材，肚子大得如倒盖了一口锅。说到这，您该说了，让你看病，你还笑话患者胖，这跟看病有啥关系？您还别说，在医生眼中，这可关系到治病用药，咱随后说。一量他血压 170/100mmHg（服降压药不降），大便不利，舌苔厚腻，脉弦。

处方：柴胡 12g，黄芩 8g，半夏 15g，大黄 6g，白芍 15g，枳实 10g，茯苓 18g，桂枝 10g，白术 15g，甘草 10g，

吴茱萸 5g，党参 15g，牡蛎 50g，大枣 6 枚。7 剂。

2021 年 1 月 20 日复诊：上方服至第 4 天，头晕消失；药服完，血压降至 140/80mmHg。守方稍加减，又开 7 剂，巩固疗效。

思辨：黄煌老师讲方—证—人。从方证辨，头晕、苔腻，苓桂术甘汤证、吴茱萸汤证；从方人辨，体胖肚子大、大便不利，鲁智深体质，"大柴胡汤人"。大柴胡汤疏肝和胃，降脂减肥；苓桂术甘汤和吴茱萸汤，驱寒降浊，化饮定眩。方证与方人结合，方、证、人对应，故取佳效。

甲状腺结节引起咽部不适案一则

李某，女，69 岁。咽喉不适日久，且脖子前面只要一接触衣服，即难受加重，西医院检查示甲状腺结节，建议手术。患者因惧怕手术，其女婿又是我师兄，遂前来就诊。伴口干，便干，脉弦。

思辨：患者咽部不适日久，脖子前面一接触衣服即难受加重，这使我联想到了血府逐瘀汤证的"胸不任物"，部位不同，但机理相通，久病必瘀，口干、便干乃瘀血化热之象，故此病大方向宜从瘀血突破。

处方：柴胡 12g，当归 12g，生地黄 15g，桃仁 10g，红花 5g，枳实 10g，牛膝 10g，赤芍 10g，桔梗 10g，甘草 10g，川

芎 10g，大黄 3g，牡蛎 60g，大枣 6 枚。

患者服上方 1 周，诸症即好转；连续用药 14 剂，咽部不适感消失。因考虑到甲状腺结节，用药少怕消不掉，故守方继续巩固治疗。

方解：妇女咽喉不利，多与生气相关，血府逐瘀汤内含四逆散，疏肝理气解郁，气顺则咽利；该方中还含《伤寒论》名方桔梗汤，利咽解毒，对应主症；因便干，故加大黄，一可通腑泻热，又可化瘀，还有引热下行之妙；加牡蛎一味，养阴软坚，既可软坚散结对应甲状腺结节，又可敛阴对应口干。全方以化瘀为主攻方向，兼以养阴、清热、理气、软坚、利咽解毒，方证对应，方机相合，故取得了满意的疗效。

我治乳腺增生的小经验

乳腺增生多由气滞痰阻，兼有火热引起，我临床常用四逆散加牡蛎、蒲公英，疗效明显。四逆散理气，牡蛎化痰散结，蒲公英清热解毒，方药平和，副作用少，用之多验。

三叉神经痛案二则

案 1 一患者，三叉神经痛，疼痛剧烈，伴见口干、便干。疼为主症，结合口干、便干之阴虚火旺体质，故在止疼方药的选择上，宜养阴清热止疼，而如用麻、附、辛肯定就不恰当。既能止疼，又能养阴清热的方药，我选了四味芍药汤加味。

处方：白芍 60g，甘草 15g，牡蛎 60g，丹参 15g，蒲公英 30g，大枣 6 枚。

服药 7 剂，患者反映疼痛止，口干、便干已愈。

案 2　王某，女，81 岁。2018 年 6 月 29 日来诊。

自述右侧舌根、太阳穴、脸部疼痛数年，诸法不效。腹诊，胃脘有压疼，局部肌紧张，舌质红，苔黄腻，脉洪大有力。

辨证为阳证，实证。病机为肝风内动，痰热瘀互结。四味芍药汤合小陷胸汤加味。

处方：白芍 40g，甘草 15g，牡蛎 30g，丹参 15g，瓜蒌 15g，黄连 6g，半夏 15g，茯苓 20g，大枣 3 枚。7 剂，水煎服。

7 月 12 日复诊：服药后，大便一日二三次，畅快无比。服药到第 3 天，疼痛消失。继续守方，巩固疗效。

按语：患者右舌、脸、太阳穴疼，符合三叉神经疼特点；脉洪大，阳热之证；久病必瘀。三者结合，符合四味芍药汤（夏度衡老师经验方）证。故用白芍、牡蛎柔肝缓急，芍药、甘草缓急止疼，丹参通络止疼，标本兼顾。腹诊：患者心下（胃脘部）满疼，局部肌紧张，加之舌苔黄腻、脉洪大；乃痰热互结之小陷胸汤证，故合用小陷胸汤（瓜蒌、半夏、黄连）清热化痰，散结止疼。两方合用，辨病与辨方证相结合，望、闻、问、切与腹诊相结合，因方、证、机对应，故效如桴鼓！

中医看病要用中医思维

中医看病，要用中医思维。如宋柏杉老师的治动脉夹层案，应用中医辨证，见"痞、满、燥、实、坚"，用大承气汤一通即愈。如视阳明腑实证而不见，只考虑西医检查，用西医理论来指导中医用药，则无从下手，即使用药也很难有效。

中医讲整体观念，人体是一有机整体，互相关联，吃不下，排不出，机体咋能调动自愈因素？昨日一肝癌患者又来复诊，前一段时间在西医院行介入化疗后，胁下撑，肚子胀，拉不出，用四逆散疏肝理气，用半夏泻心汤消痞散结，加大黄、山楂、鸡内金健胃消食，用后便通、胀消、能食。患者又去化疗，上述症状又出现，故昨天又来开药。我个人认为，能吃能拉，比"消灭"癌细胞重要得多，能吃才有正气，能拉才能排毒……

我还复诊过一尘肺患者，已吃两周药，初诊时上气不接下气，喉中痰鸣，根据中医理论来辨治，肺主气、司呼吸，用杏仁茯苓甘草汤化痰饮、理肺气；肾主纳气，用肾气丸纳气平喘；久病上不来气，胸中大气不足，用升陷汤补肺气、升提胸中大气。患者服药后，症状缓解，效果明显。如果单从西医检查看，尘肺病没法治，患者只好接着受苦。

辨方证有时是一种感觉

2021 年 2 月 5 日下午复诊一患者。患者 7 天前来诊，面暗唇青，身无力，稍干活即上不来气，胃脘疼，舌尖有瘀点，苔薄白，脉弦。

当时处方：桂枝 15g，白芍 30g，甘草 10g，附子 8g（久煎），茯苓 20g，白术 15g，干姜 6g，丹参 10g，山楂 15g，砂仁 5g，大枣 6 枚。7 剂。

患者服完上方，诸症愈。

我的思考：此患者身无力，稍动即上不来气，乃肾气不足；结合面暗唇青，可能有水饮，西医讲有心衰的可能，故用附子强心，茯苓、白术利水；胃脘疼，但无泛酸、心烧，结合身无力，属虚性胃脘疼，用小建中汤温阳益阴、扶正止疼；舌尖有瘀点，唇青面暗，为瘀血证，用丹参、山楂、砂仁活血理气，有丹参饮意，既治胃，又兼顾心脏。此病思辨，是一种感觉，实践检验，疗效显著，证明这种感觉是对的。

我用升陷汤、肾气丸、
杏仁茯苓甘草汤的一点心得

2021 年 2 月 5 日，三诊一患者，胸闷上不来气已 4 年，服药两周已大效，处方用升陷汤、杏仁茯苓甘草汤、肾气丸三方合方加薤白。

对于这三张方子，我想谈一点自己的临床体会：升陷汤，只要有吸气吸不透感，直接用，错不了；肾气丸，滋阴温阳兼利水，只要见身无力、腰疼、下肢略水肿、稍动即上不来气就用，很见效；杏仁茯苓甘草汤，见有痰或苔腻，稍咳嗽或活动后咳两声，伴短气，用上即效。

古人说，医生最"短"，台下十年功，讲出来一句话。其治病经验一般不会对人说。而我想说："我不会保守，我要做个'长'医生。我的目标是促中医进步，我的理想是保护患者健康。"

肩袖损伤疼痛半年，
活络效灵七剂见功

郝某，男，69 岁，王七人。右肩疼半年，自述因劳累损伤后引起，在市医院检查，诊为肩袖损伤，建议手术。因惧怕手术，听人介绍来诊。首诊我寻思，劳累损伤引起，瘀血内停，处血府逐瘀汤。因病在上肢，加桂枝引经，佐白芍止疼。想着一定能见效。可二诊时患者讲疗效不显。再思考，突然想到张锡纯的活络效灵丹，即当归、丹参、乳香、没药。乳香、没药有反胃副作用（用时应除油），故从小量开始，两味各用3g。今日患者来三诊，告诉我，这次药服后痛减大半。守方又开7剂，巩固疗效。

活络效灵丹方中的当归、丹参活血化瘀，通络止痛，兼以养血；乳香、没药增强活血行气，消肿定痛之效。四药成方，有活血通络、化瘀止痛之能，是伤骨科活血止痛常用的基础方剂。

老伯头晕久不愈，
方证对应显奇功

岳老伯，83岁。2021年2月初来诊。头晕日久不愈，晕时不敢睁眼，有时心慌；伴胃脘不适，泛酸，大便略干，脉沉实有力。

处方：茯苓30g，桂枝15g，白术15g，甘草10g，半夏15g，黄连5g，黄芩8g，干姜6g，党参15g，大黄3g，山楂15g，鸡内金15g，大枣6枚。7剂。

老伯服完药后复诊：告诉我服药3天，胃难受即缓解；药服完，头晕等症状消失。守方，又开7剂善后。

按语：此患者头晕、心慌，苓桂术甘汤证明显；胃脘不适、泛酸，为半夏泻心汤证。因大便略干，故少佐大黄，通大便，泻胃热。合证合方，方证对应，取效迅捷。方证辨证，思辨虽简单，疗效却明显，何乐而不为呢？

胸骨后有闷热感，
可考虑小陷胸汤

一小伙子，胃脘满闷日久，伴见饭后胸骨后有闷热感，大便不利，舌红，脉弦。

思辨：胃脘满闷，大便不利，其病位在中焦脾胃，上下不通，心下痞证，故以半夏泻心汤加大黄，辛开苦降，通腑泻热。闷乃气机不畅，热为有火，脾胃为上下之枢机，心下痞满，胃腑不通，气机上逆则闷，气郁化火则热；胃腑不畅，食积也可化热。故此胸骨后闷热，非胸痹（瓜蒌薤白白酒汤证），非瘀热（血府逐瘀汤证），乃结胸也，小陷胸汤主之。方中瓜蒌通腑泻热，半夏通降胃腑，黄连泻其火热。最终方选半夏泻心汤合小陷胸汤加味。

处方：瓜蒌15g，半夏15g，黄连5g，黄芩10g，干姜8g，党参15g，甘草15g，大黄3g，山楂15g，鸡内金15g，蒲公英20g，大枣6枚。7剂。

今日患者复诊：症状全消，想再开几剂巩固巩固。我问：

"这药服 1 天能轻吗？"答："2 天……"

方证对应降血压

董某，男，45 岁。2021 年 1 月 17 日来诊。头疼头晕日久，睡眠不好，血压 160/100mmHg，舌质略暗，苔白稍腻，脉弦。

我的思考：头疼头晕、苔腻，浊阴上泛，痰湿上蒙，为吴茱萸汤证、苓桂术甘汤证；睡眠不好，脉弦，乃肝郁化火之象。结合头疼头晕，用血府逐瘀汤疏肝理气、活血化瘀、清热安神，既可治失眠，又可疗头疼头晕。方证对应，合证合方。

处方：吴茱萸 6g，党参 15g，甘草 15g，柴胡 12g，当归 12g，生地黄 15g，桃仁 10g，川芎 18g，牛膝 10g，赤芍 10g，红花 5g，枳实 10g，茯苓 20g，桂枝 15g，白术 15g，大枣 6 枚。10 剂。

药服完复诊，患者反映诸症已愈。又测血压为 135/90mmHg。

血府逐瘀汤还可治外阴瘙痒

2021 年 2 月 3 日看一患者，冯某，女，60 岁。自述得一怪证，鼻子、耳朵、外阴奇痒，已日久，用药不效；伴见失眠，烘热，左侧卧位时心慌，有时咽部有噎感，大便时干时溏。舌红，苔薄白，脉弦。

处方：柴胡 12g，当归 10g，生地黄 15g，桃仁 10g，红花 5g，枳壳 10g，牛膝 10g，赤芍 10g，川芎 10g，干姜 6g，牡蛎 60g，甘草 10g，大枣 6 枚。7 剂。

患者半月后复诊，言服上方后已能睡着，并且鼻子、耳朵、外阴痒也消失。

按语："阳入于阴则寐"，失眠、烘热，均为火热太旺之表现，阳不入阴；"诸疼痒疮，皆属于心""久病必瘀"，鼻子、耳朵、外阴痒，正是瘀热扰心之表现；左侧卧位心慌，咽部噎，气机不畅、心脉瘀阻之候。临证看病，能用一方，就不用合方，理气、活血、清热、安神，血府逐瘀汤正符合。加牡蛎一味，意在加强养阴清热安神之功。因方机对应，故收效显著。

小儿感冒、咳嗽，这个小方疗效确切

大家都知道，小儿病有两大特征：一是发病容易，传变迅速。就是说小儿抗病力弱，稍遇外感，极易发病，并且容易快速加重，从这一点而言，临床治疗应尽早发现，及时用药，快速截断；二是脏器清灵，易趋恢复。小儿疾病常较单纯，也少有七情六欲的干扰，故一旦用药准确，常立竿见影，恢复很快。今天和大家分享一下我在临床上治疗小儿感冒、咳嗽的一点小经验。

　　小儿初起感冒，常见发热或不发热，鼻塞，咳嗽几声，这时候就应该用药啦！用啥药呢？此时多为外感风寒，内有蕴热，用麻杏甘石汤效果最好。我一般用中药免煎剂，麻黄（相当于生药6g）、杏仁（相当于生药10g）、生石膏（相当于生药15g）、甘草（相当于生药3g）各一袋。如平素扁桃体肿大，加上桔梗（一袋相当于生药10g）。2～6岁患儿，每次各1/2包；1～2岁，每次各1/3包；1岁以内婴儿，根据体重，每次各1/6～1/4包。并根据病情轻重，一天用2～3次。

　　说到这里，同行或家长可能会有疑问，不是说感冒治不治，都得十天半月吗？根据我临床观察，一定要尽早用药，特别是婴幼儿。晚上发现苗头，如果你想观察一下到明天看看，可能半夜即见高热、咳喘。家长再一着急，马上就跑医院急诊住院啦。又有人该说，你敢肯定就是麻杏石甘汤证吗？我临证发现，患儿只要是急性发病，麻杏石甘汤证十占八九。啥情况下会出现小青龙汤证呢？患儿住院十天半个月甚至时间更长不愈，或平素有慢性气管炎或哮喘患儿加上感冒，喉中痰鸣，流清涕、吐白痰，这时才用小青龙汤。但有一点要注意，有的小儿患病虽久，但鼻塞咽疼、痰黄或吐不利，则还是麻杏甘石汤证。

　　最后讲一下使用麻杏甘石汤的几点注意。一是一定要饭后服用。空腹服此方，有一部分患儿会出现恶心或胃疼；二是用此方快时，服一二顿，症状即消失，严重者得服一周左右，具体用药时间以症状消失为准。三是症状消失后，一般宜再多服 1～2 天，这样疗效巩固，不易反复。

梅奥诊所都看不好的病，
咱中医能治吗

2021 年 6 月 13 日下午接一电话，是广州姚先生打来的，电话中姚先生难掩激动心情："王大夫，真的是救命啦！8 年的咳黄稠痰、胸疼症状确实大减轻了。因为这病，我还去新加坡看过，连美国梅奥诊所都去看过，但都是稍有效而无突破。在您这里看的这两个月，自己确实感觉症状大减，胸内如有伤口感的疼痛基本消失，黄稠痰也已明显减少。我已加您微信有两年了，因为我去看的大医院太多，效果都不好，光病历都有几本书厚，我都不相信了，真是太难受了。当看到您写的《咳嗽小验》中的麻小苇桔汤治验，才决定再来试试。"

思绪回到 2 个月前。姚先生来时，拿手机中的吐痰照片让我看，痰极稠且黄，很像肺痈的表现，我就有主意了。使痰变稀易咳出，才是突破口。此证符合麻小苇桔汤证，麻杏石甘汤宣肺清热，小陷胸清化热痰，《千金》苇茎汤强力化痰排脓，桔梗甘草汤利咽排脓解毒。加鱼腥草、蒲公英加强解毒抗炎之力。患者服后反映有效，但效果不显。我看了看舌苔，黄腻苔

轻了点，但还有，心想脾为生痰之源，故在原方基础上加了二陈汤及三仁汤中的三仁。这样随证加减，间断服药 2 个月，最后 15 剂，也就是患者说效果最好的，我找了一下当时的处方，现分享给大家：

麻黄 8g，杏仁 10g，生石膏 30g，甘草 10g，瓜蒌 15g，黄连 5g，半夏 15g，冬瓜仁 30g，薏苡仁 30g，芦根 20g，陈皮 10g，茯苓 15g，鱼腥草 20g，蒲公英 15g，白蔻仁 3g，大枣 6 枚。

梅奥医院治不了的病，咱中医人也要有自信。这份自信当然来源于我们中医的智慧。中医讲肺主皮毛，肺脏有病，得宣发透邪，如方中麻黄宣肺透邪；肺与大肠相表里，让热走大肠，则肺自安，如方中瓜蒌既可化痰，又可通便泻热。中医讲脾为生痰之源，肺为储痰之器，舌苔黄腻，湿热为患，治疗湿温证，应以湿去热孤为原则，方中杏仁、白蔻仁、薏苡仁宣上、畅中、渗下，三焦分消湿邪，调畅气机；二陈汤健脾化湿以绝生痰之源；加冬瓜仁既可利湿，又可化痰排脓；鱼腥草、蒲公英清肺热消炎，是公认的中医"抗生素"。中医中药，有理论，有实践，确能治病。

从胃论治皮肤病

王某，男，39 岁。皮肤反复出红疹，瘙痒，已数年，抹药膏不效；伴见泛酸，口干，舌红，脉弦。

分析：疹色红，属热；兼见泛酸、口干，胃脘有热。故此病宜从脾胃突破，让邪热走胃肠排出，方选半夏泻心汤加味。

扫码看患者治疗前后皮疹图

处方：半夏15g，黄连5g，黄芩8g，干姜6g，党参15g，甘草12g，蒲公英20g，大枣6枚。7剂。

服上方7剂。患者反映，皮疹、瘙痒均明显好转。

美容妙方温经汤

黄煌老师曾讲，温经汤是女性美容的好方，只要见口唇干燥、皮肤粗糙，用之多效。这不，我就验证了一下。

武某，女，15岁，李村镇武屯村人。1周前来诊，其母亲讲女儿皮肤粗糙已数年，不知能不能治，月经有时两月一行。观其口唇干燥，脉弦。

处方：桂枝10g，吴茱萸3g，川芎10g，当归10g，白芍10g，丹皮10g，干姜3g，半夏10g，麦冬15g，党参15g，甘草10g，生地黄15g，大枣6枚。7剂。

扫码看患者治疗前后皮肤图

患者服完药后来复诊，皮肤明显变的滋润，疗效超乎我想象。

按语：瘀血不去，新血不生。温经汤温通活血，瘀血去则新血生，肌肤得到濡养，故皮肤滋润好看。温经汤中阿胶价贵，煎煮也不方便，我常用生地黄代替，滋养阴血，又可清虚火，还可制约桂枝、吴茱萸的辛燥之性。

冠心病胸闷背冷案一则

张某，女，73 岁，杨湾村人。1 个月前来诊，诉近一段时间经常背冷胸闷，身无力，时有汗出，平素有冠心病。脉沉。

处方：附子 8g（久煎），桂枝 15g，甘草 12g，薤白 13g，党参 15g，麦冬 15g，五味子 8g，丹参 15g，川芎 8g，大枣6 枚。

患者服上方一月余，诸症消失。

按语：此患者胸闷背冷，结合冠心病病史，为不典型心绞痛的表现，反复出现，证明病情较重，有心肌梗死之风险。从中医角度辨，背冷、胸闷乃胸痹之证；脉沉为阳虚之候。故以附子、薤白振奋心肾阳气，桂枝、甘草通阳散寒。身无力，汗出，在阳虚的同时，气阴也不足，故以生脉饮相佐，同前药相合，阴阳双补，并可益气养阴敛汗。久病必瘀，故加丹参、川芎活血宽胸；合大枣顾护脾胃，扶正养血。全方阴阳双补，温养之中兼以活血，因方、证、病机对应，故取佳效。

方证对应，
合证合方，疗病高效

伊滨区一朋友，男，56 岁，半月前来诊。来时患者面色晦暗，极度乏力，自述已三四天不想吃饭，因以前常来我处就诊，十分信任，遂从杭州打工处坐火车回来看病。我给患者一切脉，心率 140 次 / 分，吓我一跳，赶紧让患者舌下含化速效救心丸 10 粒，心率缓和点，让患者去医院做个检查。

患者一周前又来诊，言去医院检查示尿蛋白（+），心动过速，开药吃了几天，还觉乏力，夜尿多，故又来诊。我又数了一下心率，120 次 / 分，面色暗，脉弦数。

心中思考：面暗、乏力、夜尿多，肾气不足之肾气丸证；心率快，结合乏力之阳气不足表现，乃肾阳不足波及心阳不振之桂枝甘草汤证。

处方：肉桂 4g，制附子 8g（久煎），生地黄、熟地黄各 15g，山药 12g，山萸肉 12g，茯苓 15g，泽泻 10g，丹皮 10g，丹参 10g，桂枝 10g，甘草 10g，大枣 6 枚。7 剂。

今日患者复诊，服药后身已有力，夜尿已少（每晚 1 次），心率 81 次 / 分，疗效明显。

分部位辨方证，
合证合方效神奇

焦某，女，56 岁，李村人。2021 年 6 月 5 日来诊。胃脘胀、脐周疼、少腹疼已半年，伴见咽部不利、眼涩。舌质暗，苔薄白，脉弦。

处方：半夏 15g，黄连 5g，黄芩 8g，干姜 6g，党参 15g，甘草 15g，桂枝 10g，白芍 20g，当归 10g，泽泻 10g，白术 15g，川芎 10g，茯苓 15g，大枣 6 枚。

服上方 5 剂，患者复诊，诸症已愈。

按语：胃脘胀满，心下痞，半夏泻心汤证；脐周疼久，久病必虚，小建中汤对应；少腹疼，舌暗，久病必瘀，不通则痛，用当归芍药散疏肝健脾、养血逐瘀；至于咽部不利、眼涩乃肝郁化火之表现，方中当归、芍药、黄芩、黄连、甘草可解。从胃脘至少腹疼痛，部位不同，方证有异，方证对应，合证合方，协同配合，也取佳效。

治眼好方：
柴四菊花汤

小柴胡汤合四物汤（生地黄易熟地黄）加菊花，我简称它为柴四菊花汤，临床对肝火旺、肝血虚型眼疾，疗效确切。

《伤寒论》少阳病篇云："少阳之为病，口苦，咽干，目眩也。"明确指出了少阳病会出现"目眩"。中医脏腑理论认为，"肝开窍于目，肝受血而能视"，故少阳郁热及肝血不足，眼睛失濡常可导致眼疾，其表现为眼干、眼涩、眼红或眼疼、视物昏花等。小柴胡汤为少阳病之主方，四物汤为养肝血之良剂，菊花为清肝明目之要药并可引药达眼，故三者合用，治眼疾效佳。

使用注意：此方对应的是肝火旺、肝血不足的眼病，而小柴胡汤中的生姜，其性辛散宜减去；因惧黄芩、菊花、生地黄、白芍过凉伤胃，故反佐小量干姜；四物汤中熟地黄偏热，用生地黄替代更好，有助养阴清热作用。据我临床观察，此方对眼周带状疱疹引起的视物不清、眼红、目疼，因病机相同，疗效也很好。

下面分享一案：

一中学女生，7天前来诊，眼干眼涩，视物不清，眼有睁不动感已数月；伴见头沉，大便不利，月经量少。舌红，苔薄白，脉弦。

处方：柴胡15g，黄芩10g，半夏15g，党参12g，甘草12g，干姜3g，当归10g，白芍15g，生地黄15g，川芎10g，菊花5g，大黄5g，大枣6枚。

服上方7剂后，患者复诊反映，眼睛干涩、视物不清已愈，疗效甚佳。

中医疗效看得见

16岁女孩，3周前来诊，体胖。自述两小腿从上初一开始发红，至今已上高一，发红依旧，也不知是啥病。因近2个月月经没来，上次月经量还特别少，想一块看看。用手触摸女孩发红处皮肤，有如摸到冰箱内冷冻饮料感，寒气逼人。问其母亲，孩子冻伤过吗？其母亲回答，孩子上初一时，冬季穿的太薄，当时腿就红，想着是冻伤了，也没在意，谁知一直红到现在……

问诊清楚，结合局部表现，寒邪外袭，寒凝血脉无疑。治疗宜温阳散寒，活血通脉。方用麻黄附子细辛汤合当归四逆汤加减。

处方：当归10g，白芍20g，桂枝15g，细辛3g，甘草10g，麻黄8g，附子9g（久煎），鸡血藤15g，大枣6枚。

扫码看患者治疗前后腿红比较图

方解：附子振奋里阳，麻黄、桂枝、细辛通阳散寒，当归、白芍、鸡血藤养血活血，甘草、大枣顾护脾胃，调和诸药。

今日患者来四诊，言服上方14剂后，月经至，经量也正常。服完21剂，腿红明显好转，局部温度也已接近正常。

嗜睡并非皆少阴，
方证辨证才是真

2021 年 5 月 24 日看一患者，女，17 岁，白天嗜睡、晚上清醒已日久，肥胖，急躁心烦，问她哪儿不舒服，即一脸的不耐烦。伴见头发油、头痒，带下多如水样。舌红，苔薄白，脉沉弦。

处方：柴胡 13g，白芍 15g，枳实 10g，甘草 10g，党参 15g，白术 15g，茯苓 30g，葛根 30g，黄芩 6g，黄连 5g，薏苡仁 20g，大枣 6 枚。7 剂。

6 月 1 日患者复诊，自述心烦已好，头发油、头痒也大轻，白带也少多了。其父母在一旁也高兴地说："这药真叫立竿见影，吃一天即效；吃到第 3 天，白天睡觉即明显减少，并且姑娘这几天脾气也好许多。"说到这里，小姑娘也笑了………

按语： 此病表现出三个方证：一是急躁心烦，肝气不舒之四逆散证；二是带下如水样，脾虚湿盛之四君子汤证（加薏苡仁除湿，加葛根升提）；三是头发油、头痒，火热蕴结之芩连证。嗜睡多为少阴阳虚，但也并非绝对。如此患者，虽有嗜睡，但却表现出少阳、阳明、太阴之征象，"有是证，用是方"，合证合方，故获佳效。

有心栽花花不开，
无心插柳柳成荫

2021年6月1日复诊一患者，男，40岁。患糖尿病数年，近一段时间口干口苦、嗜睡、眼昏花，并伴阳痿早泄。舌质红，苔薄白，脉弦。

处方：柴胡12g，黄芩10g，桂枝13g，干姜6g，牡蛎40g，天花粉15g，生石膏30g，知母10g，党参18g，菊花5g，肉桂3g。7剂。

服完药，患者来复诊，言不仅口干苦、眼昏、嗜睡好转，阳痿早泄也愈。

按语： 阳痿早泄临证多见，治疗有效、有不效。很多患者，越是攒劲儿去治，越是疗效平平。此病案的患者口干、口苦、眼昏，少阳阳明郁热；嗜睡，少阴阳气不足。总体寒热错杂，故用柴桂姜汤清解郁热，兼以养阴健脾通阳；加党参、白虎汤，加强益气清热养阴作用；佐菊花，清肝明目；合小量肉桂，引火归原。全方重在平阴阳，调寒热，用药并没有专门针对阳痿早泄，而阳痿早泄却好得很快，值得思考。

二十年怪病，七剂药收功

詹某，男，58岁，前纸庄人。2021年5月19日来诊。自述大便不利，白天3次，晚上3次，已20年。西医诊为直肠炎，但治疗诸法不效，并且无论冬夏症状一样，冬天再冷，晚上也得去厕所，痛苦不堪。最难受的是早上去大便时，下坠感强烈，想解还解不出，患者形容"真是生不如死"。伴见怕冷，苔腻，脉弦。

思辨：此病大便不利，得通；下坠感强烈，更得升提。故补中兼通为其根本治疗原则。方选补中益气汤、理中汤合大黄附子细辛汤。

处方：大黄10g，制附片10g（久煎），细辛3g，党参18g，黄芪18g，白术15g，当归10g，陈皮10g，升麻5g，柴胡5g，干姜6g，甘草10g，大枣6枚。7剂。

5月31日下午患者复诊，言服药至第5天，诸症大轻。这几天，大便一日1次，通利，已无下坠感，舒服无比。

按语：此病大方向属太阴证，但并非单纯的太阴脾虚，而是在脾虚的基础上，兼有湿热、寒结、瘀血、气滞，故在理中汤、党参、黄芪、升麻、柴胡补脾温中升提的基础上，加附子散寒结，大黄除湿热通便，陈皮理气，当归活血，如此协同配合，才取得显效，除此顽疾。

桃核承气汤合四逆散疗闭经

今日复诊一患者，女，23岁，新安县人。10天前来诊，当时少腹胀，便秘，口干，腰疼，失眠，月经3个月未至，舌质淡红，苔薄白，脉弦。

处方：大黄 15g，桃仁 10g，桂枝 10g，柴胡 15g，白芍 30g，枳实 10g，牡蛎 40g，山楂 15g，鸡内金 15g，甘草 10g，大枣 6 枚。7 剂。

患者今日反映，服上方 4 天，月经即至，药服完，余症也大减轻。

按语：此患者月经 3 个月未至，少腹胀，便秘，口干，失眠，瘀与热结，太阳蓄血证明显，桃核承气汤对应；脉弦，肝气不舒，用四逆散；加山楂、鸡内金，加强活血化瘀作用。全方泻热逐瘀，瘀血通则月经至，邪热除则神自安。

脑梗死输液打针乏效，续命汤方证对应效佳

薛某，女，64 岁。2021 年 4 月 30 日突发脑梗死，住院输液打针，疗效不显，于 5 月 16 日来诊。症见语言不利，头疼，胸疼，出汗，大便溏，口臭，身无力，舌质红，苔略腻，脉沉弦。

处方：麻黄 6g，桂枝 12g，杏仁 10g，生石膏 30g，丹参 15g，薤白 13g，川芎 10g，制附子 8g（久煎），黄芩 6g，党参 15g，干姜 6g，甘草 10g，大枣 6 枚。7 剂。

5 月 27 日复诊：服上方 4 剂时，头疼、胸疼即消失，说

话时舌头也感灵活许多。药服完，口臭、便溏、出汗也明显好转。守方，又开7剂巩固。

按语：此病之辨，首先应抛弃脑梗死，需用活血药的西医思维。从方证药证辨，此患者身无力、出汗，正气不足，为参附药证；头疼，寒凝经脉，是麻桂、川芎证（虽出汗但有参附相佐，故无碍）；胸疼，乃心脉瘀阻之丹参、薤白证；口臭，乃胃火盛之黄芩、生石膏证；大便溏，是干姜药证；语言不利，为血虚血瘀之丹参、川芎证。张景岳云："经脉流通，必由于气，气主于肺。"故加杏仁通宣肺气，以朝百脉。此方由古今录验续命汤加减而成，治疗中风疗效显著。

腹泻三年，两日收功

郭某，男，59岁，郭岭村人。2021年2月18日来诊。腹泻一日数次，已3年余。少腹疼，口苦，舌质红，苔薄白，脉弦。

处方：党参15g，白术15g，干姜13g，甘草12g，制附子8g（久煎），葛根30g，黄连3g，茯苓15g，山药15g，大枣6枚。7剂。

患者于3月9日复诊，言上方服后即效，服了2天大便就已成形。药服完后，这几天也正常。因病久怕复发，想再开几剂巩固一下。

按语：大便泻泄一日数次，少腹疼，是典型的太阴证，故以附子理中汤温肾健脾止泻；泄泻日久，脾虚明显，故加茯苓，有四君子意，健脾渗湿，利小便实大便；加山药，一有健脾止泻之功，二来养阴以补久泻所伤之津；口苦，一为有热，二来可能为久泻津亏所致，故少佐黄连清热燥湿；佐葛根升阳止泻，又可升津。处方包含了四君子汤、连理汤、四逆汤、葛根芩连汤，健脾温肾除湿，升阳止泻清热，寒温并用，看似杂乱无章，实则方机对应，故取佳效也在意料之中。

过敏、湿疹十余年不愈，方证对应十剂收功

马某，女，75岁，平顶山人。2021年3月20日来诊。自述10年前因染发剂、磺胺类过敏，诱发全身湿疹，一直不愈，口干苦，怕冷。苔腻，脉沉弦。

思辨：湿疹、瘙痒，病在皮肤，当以表解，久治不效，正气不足，扶正用桂枝汤，解表宜麻黄汤，故首个方证为桂枝麻黄各半汤证；局部红、有热，干、起皮，阴虚，挠后渗液，有湿，阴血不足、湿热为患，为三物黄芩汤证合薏苡仁、茯苓药证。生地黄滋阴润燥，并可清热，苦参、黄芩、茯苓、薏苡仁清热燥（渗）湿。

处方：麻黄8g，桂枝15g，白芍15g，杏仁10g，甘草

10g，生地黄 20g，黄芩 8g，苦参 8g，薏苡仁 20g，茯苓 20g，大枣 10 枚。10 剂。

患者服上方 10 剂，诸症大减。其女 5 月 21 日陪他人来诊告知，其母亲服药 1 个月，病已好。

三味小方治盗汗

本家一侄儿，30 岁，盗汗一月余，汗出如洗，1 周前来诊。问："十四叔，盗汗这么厉害，您有办法吗？"我答："有办法，给你开个小方，你先用用看。"

处方（均为免煎剂，括号内为相当于生药量）：黄柏（6g）、生地黄（15g）、牡蛎（20g），一日 2 次，冲服。开了 5 剂。

前日侄儿来复诊，言上方服完，盗汗已止。因怕不牢靠，守方又开 5 剂，巩固疗效。

按语：盗汗一症，多阴虚火旺，简单地讲，即机体水少不可制火，火热迫津外泄，故治疗宜补水降火，平衡阴阳为要。处方 3 味药，地黄补水，黄柏降火，加牡蛎一味滋阴潜阳，兼以敛汗。因方机对应，故取捷效。

阳痿案一则

吴某，男，42 岁，段湾村人。阳痿几个月，伴身无力，面暗，脉沉。

处方：麻黄 6g，制附子 8g（久煎），细辛 3g，肉桂 5g，熟地黄 15g，山药 15g，山萸肉 12g，茯苓 15g，泽泻 10g，丹皮 10g，丹参 10g，大枣 6 枚。

复诊：服上方 7 剂，疗效甚好，已能正常过性生活。

按语： 此患者身无力、脉沉，乃肾气不足之候，故以肾气丸滋肾阴、温肾阳，以麻黄附子细辛汤振奋阳气、通阳起痿；面暗，则是在肾气不足的基础上，兼有血瘀，西医学认为阳痿是由海绵体充血不好引起（临证见许多心脑血管病患者常伴阳痿），故佐丹参养血活血对应。有人可能会问，我也有这病，可以用这方吗？不可以！病虽同，发病机理不一定相同，临证时还得辨证，切不可一味照搬。

异病同治效果佳

今天复诊俩患者，一位是胃癌术后吃不下饭，一位是耳鸣，两人均用半夏泻心汤加减，都取得了很好的疗效。

案 1 曹某，男，43 岁，首阳山人。

耳鸣数天，吃西药不效；伴见腹胀、口干、口苦、口臭，肚子胖大。舌红，脉弦。

辨证：中焦不畅，清阳不升，浊阴不降。

处方：半夏泻心汤加减。

半夏 15g，黄连 5g，黄芩 10g，干姜 6g，党参 15g，甘

草 15g，大黄 3g，山楂 15g，鸡内金 15g，生地黄 15g，川芎 10g，大枣 6 枚。7 剂。

疗效：服上方 7 剂，患者耳鸣愈，腹胀等症也大减轻。

案 2　陈某，男，56 岁，翟镇人。

胃癌术后，饭后胃脘胀满，食不下，1 个月前来诊；伴见面黄呈贫血相，足踝部水肿，舌红，脉弦。

辨证：脾虚胃热，胃腑不畅。

处方：半夏泻心汤加减。

半夏 15g，黄连 5g，黄芩 10g，干姜 8g，党参 18g，甘草 15g，山楂 15g，鸡内金 15g，茯苓 30g，大枣 6 枚。

疗效：服上方 7 剂，患者已能吃饭；服药 1 个月，面色转红，水肿消九成，身也有力许多。

按语：此二例虽病不同，但中焦不畅为其共同病机，故都用半夏泻心汤加味取效。不同的病，只要病机相同，就可以用相同的治法方药，这在中医叫"异病同治"，是中医之特色。

中医治疗小儿多动症验案一则

昨日临下班，接一多动症患儿母亲电话，说儿子服中药 1 周，效果非常好，眨眼等多动症表现基本消失。

我又翻看了当时的病历，记录如下：

段某，男，7岁，频繁不自主眨眼，多动，已几个月。在郑州某医院诊为小儿多动症，已服硫比利片3个月，效果不显。近几天伴见鼻塞，睡眠不好。

处方：柴胡8g，黄芩6g，半夏6g，党参8g，干姜1g，甘草6g，生石膏15g，菊花2g，牡蛎18g，麻黄2g，杏仁4g，大枣2枚。7剂。

按语：肝开窍于目，不停眨眼，肝火太旺；结合小儿多动，睡眠不好，也是火热之表现，故宜疏肝降火为要。处小柴胡汤加石膏、菊花、牡蛎，清肝敛肝降火；因伴鼻塞等受寒表现，故合小量麻杏石甘汤对应。以前我曾用小柴胡汤加味治疗过小儿多动症，疗效也明显，说明用小柴胡汤疏肝降火治疗此病，作用肯定，故分享给同道，供参考。

咳嗽十余年，
就一定是虚证吗

张某，女，63岁。2021年5月10日来诊。

咳嗽10年余，咳痰黄稠，伴见耳鸣，舌质红，苔薄白，脉弦。

处方：麻黄6g，杏仁10g，生石膏30g，甘草10g，瓜蒌15g，半夏15g，黄连5g，冬瓜仁15g，薏苡仁15g，桃仁8g，芦根15g，桔梗10g，川芎10g，大枣6枚。10剂。

药服完，患者复诊，咳嗽、咳痰已好九成。守方巩固治疗。

此患者虽咳嗽 10 年之久，但从痰黄稠看，热证明显，故用麻小苇桔汤（麻杏甘石汤、小陷胸汤、《千金》苇茎汤、桔梗甘草汤合方），外宣（肺）内清（消化热痰），效果明显。

肺胃同治，疗喘效佳

智某，女，46 岁。喘咳数年，伴见胃脘胀满，睡眠不好，舌脉基本正常。

处方：麻黄 8g，杏仁 10g，生石膏 30g，甘草 10g，半夏 15g，黄连 5g，黄芩 8g，干姜 6g，党参 15g，山楂 15g，鸡内金 10g，牡蛎 30g，大枣 6 枚。

疗效：服上方 7 剂，诸症十愈八九。

按语：麻杏甘石汤为平喘名方，善治喘咳；半夏泻心汤乃治胃良方，同道人人皆知。可半夏泻心汤治喘，恐怕同行就不一定认同，而此案的点睛之笔就在于此。肺胃为邻，胃脘又为上下之枢机（通道），胃脘上下通畅，肺气肃降的通道才更畅通。我临证观察，老慢支患者伴胃脘胀满者众，不管从方证对应角度，还是从脏腑气机升降的角度，用辛开苦降法对治喘也大有帮助。

中医看病，
看得快就看得不好吗

很多人都认为，中医临床看病，看的时间越长，就说明看的认真仔细，就看的好。而我作为一名长期在临床一线的中医生却认为，这种看法不一定对，有丰富临床经验的医生，往往能很快地从患者主诉中抓住主证，结合舌脉，迅速理出病机、确定方证、处方用药。如胡希恕、熊继柏等前辈，都是临床经验丰富，看病常常又快又准。下面我也分享一案。

田某，男，50 岁，许昌人。2021 年 5 月 2 日来诊。舌干数年伴见面红，膝关节疼痛，舌质红，苔薄白，脉弦。

处方：生石膏 30g，知母 10g，党参 15g，天花粉 15g，黄柏 10g，砂仁 5g，甘草 10g，牛膝 10g，牡蛎 60g，白芍 20g，大枣 6 枚。10 剂。

后患者又陪同他人来诊，反映服上方疗效甚好，诸症已愈。

按语：此病出现了三个方证：舌干，热病津伤之人参白虎汤加天花粉证；面红，虚火外炎之封髓丹加牛膝、牡蛎证；膝关节疼，芍药甘草汤证。方证对应，合证合方，当时看病虽只三五分钟，因思辨简单，思路清晰，故疗效也快捷。

有是证，用是方，
养阴津与利水湿并不矛盾

崔某，女，36 岁，巩义人。2021 年 5 月 9 日来诊。声音嘶哑，下肢水肿，已数日。舌红，苔薄白，脉弦。

处方：生地黄 15g，白芍 12g，麦冬 15g，桔梗 10g，甘草 10g，薄荷 6g，丹皮 10g，茯苓 30g，大枣 6 枚。

5 月 14 日二诊：患者服上方 5 剂，声音嘶哑明显好转，下肢水肿消失。

按语：咽喉为肺胃之门户，肺胃阴津不足，咽喉失濡，故声音嘶哑；下肢水肿，为水湿之邪溢于肌肤。肺胃阴津不足，宜补津液，方用养阴清肺汤；水饮为患，当利其水，乃茯苓药证。津不足宜养阴，饮为患利其水，有是证用是方，实践证明，养阴津与利水湿有时并不矛盾。

治疗长期低热有感

前几日，治疗一患者，已低热数月，用过小柴胡加石膏汤、柴胡桂枝干姜汤、柴胡桂枝汤等，均乏效。症见：口干、咽干，头紧疼，背热出汗，舌红，脉弦。

思辨：口干、咽干，阴津不足；背热出汗，火热太旺；头紧疼，不通则疼；结合病久，用解表剂不效，是否为瘀血停留，瘀热互结，内伤发热？开血府逐瘀汤加封髓丹试试。

处方：柴胡 15g，当归 10g，生地黄 15g，红花 5g，牛膝 10g，赤芍 10g，川芎 10g，枳实 10g，甘草 6g，黄柏 10g，砂仁 4g，牡蛎 40g，大枣 6 枚。3 剂。

患者反映，服上方一顿，头紧疼即除，全身舒服；服药 3 剂，余症也大减轻。

通过此病例，我体会治病还得一病一辨，具体病证，具体辨析，不可存惯性思维。一见低热就是小柴胡汤，这是不对的。另外，前医用方，也为我们探了路。再用方时，应另谋新径，才可能柳暗花明。

牛皮癣小验一则

2 个月前看一患者，薛某，女，57 岁。自述口干，早上唾液常呈黑褐色，已日久，伴见口疮，晚上出汗，大便一日 2 次。舌红，苔白厚，脉弦。

当时考虑：口干，晚上出汗，口疮，肝胃郁热；胃主受纳，脾主运化，唾液为脾胃所化生，脾失健运，清浊不分，故早上唾液黑褐色属脾虚胃热，瘀浊内停。故用柴桂姜汤疏肝和胃健脾，半夏泻心汤辛开苦降、畅中排浊。

处方：柴胡 12g，黄芩 10g，桂枝 10g，干姜 8g，天花粉 15g，黄连 5g，半夏 15g，党参 10g，甘草 10g，蒲公英 15g，

大枣6枚。7剂。

　　方子开好后，患者又对我说，还有牛皮癣，并且较重。我看了一下，皮损处较红，热象明显，与处方用意并不矛盾，故也没加减，让患者先用一周看看。

　　2月28日复诊：患者很高兴对我说，服完药，不仅诸症大减，牛皮癣也明显减轻。故又开10剂，巩固疗效。

　　5月3日三诊：自从服了这17剂中药，牛皮癣大轻。因工作太忙，直到今天才又来诊。我又拍了个患者腿部图片，牛皮癣改善明显。

　　柴胡桂枝干姜汤合半夏泻心汤。方中柴胡、黄芩疏肝清热，柴胡、桂枝解表，干姜健脾，天花粉养阴，干姜、黄芩辛开苦降和胃。全方解表和里，通达内外，交通上下，扶正祛邪。对于很多疑难病证，只要病机为寒热错杂，方证对应，用之多效。

扫码看患者治疗
前后腿部皮肤图

方证对应，合证合方，确是治病之法宝

　　虽然雨一天没停，但患者依然很多。临近下班，邻村一朋友又来诊："哥，把前几天那药再开几剂，效果好得很。服后这些天，呼吸顺畅，咳嗽、脖子疼、胸闷痰多都好太多啦！"

一翻病历，患者是 2 月 18 日首诊的，鼻塞，咳喘，痰多，胸闷，脖子疼，腹胀，舌红，苔腻。

当时分析：鼻塞、脖子疼，太阳表证；咳喘、舌红，外寒里热。为葛根汤证、麻杏甘石汤证。平素嗜酒，体胖，结合腹胀，乃肝胃不和之小柴胡汤证；胸闷上不来气，痰多，结合体胖，属心阳不振、痰瘀互结之瓜蒌薤白半夏汤证。合证合方。

处方：麻黄 8g，桂枝 15g，白芍 15g，葛根 30g，杏仁 10g，生石膏 30g，柴胡 12g，黄芩 8g，半夏 15g，党参 15g，甘草 12g，干姜 5g，瓜蒌 15g，薤白 15g，大枣 6 枚。

方证对应，合证合方，简单高效，确是治病之法宝。

方证对应疗抑郁

某男，56 岁，2 个月前来诊。患者反应迟钝，表情呆滞，自述剑突下有热感，胸闷，西医院诊为抑郁证，已服 2 年黛力新等镇静药，效不显。舌质暗，口唇青，苔黄厚而腻，脉弦。

从中医舌诊看，舌质暗属瘀，苔腻主痰湿，苔黄乃火热之表现；从病位看，剑突下为胃，心肺之宅在胸。故痰湿瘀热互结肺、胃、心，为此病主要病机。方选小陷胸汤化痰清热散结，用半夏泻心汤辛开苦降、清热

扫码看患者治疗前后舌苔图

除湿畅中，合丹参、薤白通阳活血、行气导滞。

处方：瓜蒌 15g，半夏 15g，黄连 5g，黄芩 10g，干姜 8g，党参 15g，甘草 15g，丹参 15g，薤白 12g，大枣 6 枚。

患者间断服药不足 2 个月，今日又复诊。观其反应敏捷，说话有逻辑性。自述症状消失。我又看了看其舌象，已明显好转。守方稍加减，巩固疗效。

辨方证，很多时候比辨病更重要

2021 年 4 月诊一患者，张某，女，51 岁。胸骨后疼闷已两年余，西医检查示食管炎，服药 2 年，时轻时重，就是不好。面色暗，大便不利，舌红，苔薄白。

思辨：胸骨后闷疼日久，结胸与胸痹之表现，小陷胸汤证、瓜蒌薤白半夏汤证；久病脉弦，必瘀，胸疼面暗；大便不利，舌红脉弦，有瘀有热。血府逐瘀汤证，合证合方。

处方：瓜蒌 20g，黄连 5g，半夏 15g，薤白 15g，柴胡 12g，当归 10g，生地黄 15g，桃仁 10g，红花 5g，枳实 10g，丹参 15g，牛膝 10g，赤芍 10g，大黄 8g，大枣 8 枚。

服上方 5 剂，患者即感胸中豁然开朗；用药 1 个月，诸症愈。

食管癌，吃饭噎，
咱中医也有办法

　　张某，女，54岁，宜阳人。患食管癌1年，放疗7次，2021年4月17日来诊。吃食物有噎感，口干，便干，伴见颈部、右肩疼，失眠，头晕。舌质红，苔黄腻，脉弦。

　　思考：口干、便干、苔黄腻、脉弦，少阳阳明合证，肝胃郁热之大柴胡加石膏汤证；颈肩疼痛，吃饭有噎感，考虑用芍药甘草汤，一可缓急止疼，又可舒缓食管平滑肌；失眠一症，胃不和则卧不安，用大柴胡汤加牡蛎，胃腑通畅，肝胃火降，则失眠自愈；头晕，加川芎活血化瘀。

扫码看患者治疗前后舌苔图

　　处方：柴胡12g，黄芩8g，半夏15g，白芍40g，甘草12g，大黄6g，枳实10g，牡蛎60g，生石膏30g，川芎15g，大枣6枚。10剂。

　　5月3日复诊，患者言诸症已明显减轻。

看复杂病，需平常心

　　2021年4月29日复诊一患者，头疼多年。患者讲，你一周前开的这药，首先服下去不难受；第二点，头疼部分缓解。

一听到这里，我的思绪又回到了1周前。患者来诊时，病还没看，先来个下马威："我这病，一般医生看不了，大多医生开的方，吃吃反而加重，像天麻钩藤饮、血府逐瘀汤等，服后更难受，只有李发枝老师开的方，吃后不难受……"我听后，知道这是个难治的患者，还懂一点中医，这种患者最难看。"困难越大，越显英雄本色"，我开玩笑地说。李发枝老师是我偃师老乡，又是我老师的老师，偃师是个有灵性的地方，我就借李老师的灵感出个招，先用用看。因为怕患者又不适应，故只开了5剂。

处方：麻黄6g，附子6g（久煎），细辛3g，吴茱萸5g，党参15g，白芍30g，甘草10g，牡蛎40g，川芎15g，桔梗10g，薄荷6g，生石膏30g，干姜3g，大枣6枚。

对这个特殊患者，我是这样考虑的。因为病久不愈，吃药又常会难受，患者对中医信任度降低，还心烦焦虑，咱先得让患者心里放松。我开玩笑的一番话，主要就是想让患者轻松点，咱医生也恢复到平常的状态。病证虽复杂多变，但咱得有一定之见。此患者面暗不红，非肝阳上亢；精神不振，足踝部怕冷，乃阳气不足，阴寒内盛；结合头疼，又属阴属寒。故用麻黄附子细辛汤、吴茱萸汤，温经通络止疼为首选。患者咽部有火热感，口干口苦，又现阳热证，而前面两方性热，咋办？合四味芍药汤（头疼为主症，川芎易丹参）敛阴清热，一止疼，二反佐。因惧麻黄、附子、细辛、吴茱萸汤过于辛燥，咽喉火热感又太难受，故又加了桔梗（利咽解毒）、薄荷（清头目、利咽喉）、生石膏，也属对症反佐用药。

越是复杂的病，患者和医生越要有平常的心态，只有这样，才能辨治准确而取得良效。

血府逐瘀汤
对瘀血证疗效观察

某女，42岁，2021年4月初来诊。自述2月11日与丈夫吵架，老公一时冲动，用脚踹了其腰部，几天后该女子浑身不适，遂到大医院就诊，经过检查，诊为肾被膜下血肿（较重）。住院治疗近2个月，难受依旧。患者来诊时，由其丈夫搀扶着勉强走来，身无力，在诊桌前坐都坐不住，痛苦面容。自述整天睡不着，心中烦，易怒，心慌。切脉时我数了一下，心率120次/分。呼吸不顺，一句话说不完即咳嗽两声，胃脘处悸动不安，腰疼，大便不利，尿频、尿少、尿无力。舌红，苔薄白，脉弦数。

因患者咳嗽较频繁，又有外伤史，我怕有肺栓塞，故嘱其去三甲医院做个CT。心中想，如医院能接诊，咱小乡医也少担点风险。谁知患者太过信任，两天后拿上CT片又来诊。CT显示，排除肺栓塞。

我思考：患者有外伤史，检查又有肾被膜下血肿，腰疼，有瘀血无疑；心中烦，心慌，白天黑夜都睡不着，乃肝气不舒，瘀血化热，瘀热扰动心神之表现；胃脘处有悸动感，肝气犯胃，气机不畅；不停咳嗽，是长期卧床，肺气不利的表现；尿频、尿少、尿无力，肾气不足。治疗上，咱应把失眠、心烦放在首位，让患者能美美睡上一觉，正气才可能恢复。病机咱刚才说了，肝气郁结，瘀热扰心，血府逐瘀汤首选，疏肝理气、活血化瘀、安神定志。同时此方中的桔梗、甘草对气机不畅之胸闷咳嗽，地黄、当归、桃红、枳壳等对瘀热互结的大便不利也有佳效。因心神不宁较重，又有心慌，故加上牡蛎镇惊定悸安神；咳嗽频繁，胃脘处悸动不安，肺气不畅，胃气不和，则选用杏仁茯苓甘草汤宣降肺胃之气，止咳的同时，还可定悸；腰疼，合上白芍，即芍药甘草汤缓急止疼。至于尿频、尿急、尿无力，先不管它，待患者能睡，心神安宁，正气渐复，加上咳嗽（肺为水之上源，通调水道，下输膀胱）止住，可能小便会自调。

处方：桃仁 10g，红花 5g，当归 10g，生地黄 15g，川牛膝 10g，川芎 10g，桔梗 10g，赤芍 10g，枳壳 10g，甘草 8g，柴胡 12g，白芍 15g，杏仁 10g，茯苓 15g，牡蛎 30g，大枣 6 枚。

患者服上方 5 剂，睡眠明显改善，大便已通利，咳嗽、心慌也好转。用药近 1 个月，5 月 6 日又复诊，患者言身已有力，咳嗽消失，心率 96 次/分，尿频、尿少、尿无力、腰疼等症也基本消失。

大小便管不住，
用中医思维治

陈某，男，78岁，驻马店人。2021年3月19日来诊。大小便管不住已2年，伴见尿频、尿急、尿疼，身无力，嗜睡，晚上口干，面红，脉弦。

处方：肉桂5g，制附子8g（久煎），生地黄、熟地黄各15g，山药15g，山萸肉12g，茯苓15g，泽泻10g，丹皮10g，黄柏10g，知母10g，大枣6g。7剂。

患者服完6剂药来复诊，言大小便已能控制，余症也大减轻。

按语：肾主二便，大小便管不住，身无力，嗜睡，乃肾气不足，肾气丸主之；晚上口干，面红，尿疼，虚火外炎，故加生地黄、知母、黄柏滋阴降火，含滋肾通关散意。全方阴阳双补，寒温并用，完全是用中医思维。因方证对应，故取捷效。

心慌心惊胸闷两月，
方证对应一剂收功

吴某，女，51岁，庞村镇人。2020年腊月二十七来诊。自述心慌、心惊、胸闷、身无力已两月余，在市某医院住院2次均不效。昨天刚出院，在家又差一点晕倒；伴见大便下坠，心烦意乱，睡眠不好，脉沉。因其婆婆的病在我门诊治愈，遂催其来诊。

思辨：此人身无力、脉沉，少阴证明显，大便下坠，脾阳不足，太阴少阴合证，故用四逆汤温肾健脾，扶阳气为君；心慌、心惊、心烦、失眠，心阳不振，虚阳外浮，选桂枝甘草汤加牡蛎，温心阳、定悸安神为臣；胸闷，病久，胸中大气下陷之证，故用升陷汤为佐，加山萸肉补肾纳气；薤白通阳行痹，丹参补血活血，两味通阳活血，直达病所为使。

处方：附子8g（久煎），干姜8g，甘草10g，桂枝15g，牡蛎30g，黄芪20g，知母10g，桔梗10g，升麻5g，柴胡5g，山萸肉15g，薤白15g，丹参15g，大枣6枚。7剂。

患者正月初六来复诊，高兴地说，住院花两万多不见效，吃中药1天即大轻。这几天心慌一次都没出现过，其他症状也大减轻……

牙疼几月诸法不效，
病证结合一剂见功

赵某，男，58岁，彭店人。2020年腊月二十三来诊。自述牙疼（左上牙疼）几个月，连及舌头及太阳穴疼，遇冷遇热均疼。面暗，便溏，苔黄腻，脉弦。

思辨：牙疼，伴见舌头疼、太阳穴疼，首先不是单纯牙疼，三叉神经疼的多；便溏、苔黄腻，热证的多；面色暗，则有瘀。

处方思路：三叉神经疼，夏度衡老师的四味芍药汤，专病专方；因疼久，白芍、牡蛎量加大；面暗、太阳穴疼，加川芎活血，加细辛通络止疼；舌苔黄腻，有热，加大量蒲公英清热解毒；少佐干姜，顾护脾胃。

处方：白芍60g，甘草15g，丹参15g，牡蛎40g，川芎10g，细辛3g，蒲公英30g，干姜3g。5剂。

2021年2月20日，患者专门来告知：上方服一剂即疼止，这些天没再疼过。真没想到中医如此神效……

带状疱疹疼痛三月，合证合方两周收功

吴某，男，72岁，商丘人。右胁下连及少腹部出带状疱疹，引起神经疼已3个月余，住院几次不效。疼如锥刺刀割，疼得患者龇牙咧嘴，不停呻吟，伴见打嗝。舌红，苔薄白，脉弦。

分析：带状疱疹病及胁下少腹，肝经有热，打嗝，胃气上逆，故应疏肝和胃，方选小柴胡汤；带状疱疹，又称缠腰火丹，疼为主症，热盛津伤，故用加量四味芍药汤清热敛阴、柔络止疼；久病必瘀，疼如锥刺，瘀血为患，借张锡纯活络效灵

丹一用，活血化瘀止疼。

处方：当归 15g，丹参 15g，制乳香 3g，制没药 3g，白芍 80g，甘草 10g，牡蛎 40g，柴胡 12g，黄芩 10g，半夏 15g，党参 15g，甘草 3g，干姜 3g，大枣 6 枚。

另配合西药泼尼松片（强的松片）、双氯芬酸纳片等口服。

疗效：服上方 2 周，疼痛大轻，患者已可忍受。守方（西药停掉）继续巩固疗效。6 月时患者家属反馈，这 2 个月疼痛已止。

阳痿治验一则

阳痿一证，十分难治，没有定法。2021 年 4 月 25 日复诊一阳痿患者，用药 1 周，取得了很好的疗效，十分难得。

段某，男，29 岁。10 天前来诊。阳痿几年，伴见腰困，鼻塞，舌红，苔薄白，脉弦紧。

处方：麻黄 8g，桂枝 15g，白芍 18g，葛根 30g，附子 6g（久煎），熟地黄 15g，山萸肉 12g，甘草 12g，大枣 6 枚。

患者反映，服上方二三天，即感性欲变强，勃起功能恢复，疗效显著。

按语：此患者鼻塞、腰困，太阳表寒；腰困、阳痿，肾气不足。寒为阴邪，易伤阳气，肌表受寒，阳气被伤，故鼻塞、腰困。另外，阳气不畅也会造成阳痿，故以葛根汤温通阳气，驱寒外出；肾主生殖，阳具不举，肾虚之表现，故以熟地黄、山萸肉补肾之精，以附子振奋肾阳，肾精充足，阳主动才有物质基础，阳气充沛，又可化生肾精。全方益阴扶阳，温经散寒，因方证病机对应，故收显效。

咱也说说虚火

2021 年 4 月 23 日，师兄去郑州学习取经，专家讲了郑钦安的虚火论，课件发过来，我看后也兴奋不已。因为我临床也好用封髓丹、引火汤等导热下行，引火归原。在这里，先分享一案：

时某，女，53 岁，洛阳人。脸干，头发油，面红如妆已几年。舌红，苔薄少，脉弦，重按无力。

处方：熟地黄 15g，天冬 10g，麦冬 10g，五味子 8g，茯苓 10g，巴戟天 6g，黄柏 10g，砂仁 4g，甘草 10g，肉桂 2g，附子 3g（久煎），牡蛎 50g，大枣 6 枚。

服上方 21 剂，诸症大减。

分析：此患者脸干，舌红，苔少，阴血不足，失却濡养；脉重按无力，肾阳不足；面红如妆，头发油，虚火上炎。阴阳俱不足，虚火上炎为其主要病机，故用引火汤，滋阴潜阳；用小量肉桂、附子合牡蛎，扶阳引火归原。两者阴阳双补，补肾收潜虚火治其本。用封髓丹清热潜降虚热治其标。

在虚火形成理论方面，李可老师的"水浅不养龙""水寒不养龙"理论简单明了。李可老师言，肾中水火共处一宅，水足则火藏于下，和煦脏腑，统领一身气化，则安康无病。若水亏于下，则火失其制，于是离位上奔，龙雷之火上浮则病生，即"水浅不养龙"；若肾水寒于下，逼真火游浮于上，也可造成火不归原之证，即"水寒不养龙"。我个人看法，引火汤对应"水浅不养龙"之证，肉桂、附子、龙骨、牡蛎、磁石法对应"水寒不养龙"证。至于封髓丹苦甘化阴，辛甘化阳，阴阳化合，交会中宫，则水火即济，心肾相交，虚火自降。三法各有千秋，妙不可言。

夜尿多治验

白某，女，43岁。夜尿多，晚上1～2小时尿1次，身无力，身疼痛，面暗，黄褐斑明显，脉沉弦。

处方：熟地黄15g，山药15g，山萸肉15g，泽泻10g，茯苓15g，丹参10g，肉桂5g，附子8g（久煎），大枣6枚。

患者服上方7剂，身已有力，夜尿多明显好转，身疼消失，面色转红。用药14剂，诸症消失。

按语：肾为水脏，司开阖，主二便，夜尿多，肾气不足，固摄无权；肾为先天之本，真阴真阳寄居地，肾气充沛，人体才有动力，故身无力也属肾虚；面暗、黄褐斑，阳虚血瘀之证。故处方用肾气丸补益肾气，固摄小便，其中用丹参易丹皮活血化瘀。全方温肾为主，兼以活血。因方与病机对应，故取显效。

中医看病，要有中医思维

韩寨一老伯，76岁，2020年腊月初六患脑梗死，左侧上下肢无力，住院输液、吃药（活血类）均不效，正月十二来诊。手凉，口不干，平素血糖高，脉沉。

处方：肉桂3g，附子8g（久煎），生地黄、熟地黄各15g，山药15g，山萸肉12g，茯苓15g，泽泻10g，丹皮10g，丹参10g。7剂。

正月十九复诊：患者反映药服完后，身已有力，诸症大轻。

按语：患者左侧上下肢无力，如用西医思维，则是脑梗死，血管堵塞了，得用活血药，打通血管。可中医看病，得用中医思维。身无力，肾气不足，肾为真阴真阳寄居地，肾气充沛，则人体才有动力，故用肾气丸滋阴壮阳，提振机体动力。方机对应，故取佳效。

舌头如开水烫感，
咽部噎，咱中医有办法

前些天，看洛阳一患者，女，56岁。恶性甲状腺瘤切除后，舌头如开水烫感、咽部噎日久，伴见早上口苦，腹胀，头发油，打嗝。舌红，苔薄白，脉弦。

思辨：腹胀，中焦不畅；咽部噎，肝气不舒；早上口苦，肝郁化火；舌头如开水烫感，胃火上炎的表现。至于头发油，中焦不畅，升降失司，浊邪上泛。调和肝胃，小柴胡合半夏泻心汤，疏肝理气，用四逆散。

处方：柴胡12g，黄芩8g，黄连5g，半夏15g，党参15g，甘草12g，干姜5g，山楂15g，鸡内金15g，大黄2g，白芍15g，枳实10g，牡蛎60g，大枣6枚。

患者服上方7剂，诸症已除。

晚上小腿烦热，
伸到被窝外才舒服，中医怎么看

王某，女，68岁。晚上小腿烦热，睡觉时腿得伸到外边才舒服，已日久。伴见多梦，腹胀，便干，面部黑斑明显，口臭。舌质红，苔薄白，脉弦。

处方：柴胡 6g，当归 10g，生地黄 18g，桃仁 10g，红花 5g，甘草 10g，赤芍 10g，川芎 10g，牛膝 10g，枳实 10g，大黄 10g，大枣 6 枚。

服上方 20 剂，患者复诊，诸症基本消失。

按语： 此患者便干、腹胀、口臭，典型阳明证，而多梦、面有黑斑，有热还有瘀，小腿烦热也是瘀热扰心之表现。故舍大柴胡汤，改用血府逐瘀汤加大黄清热通便，化瘀安神。因方证病机对应，故取佳效。

湿疹治验

史某，女，60 岁。脖子、肛周湿疹，奇痒，已日久。舌质红，苔薄白，脉弦。

思考：皮肤奇痒，营卫不和，风寒外袭；脖子、肛周湿疹，局部红肿渗液，内有湿热，特别是肛周湿痒，消化系统有湿热。调和营卫，驱寒外出，用桂枝麻黄各半汤；利湿清热，让湿热之邪从消化道排出，用半夏泻心汤。

处方：麻黄 8g，桂枝 10g，白芍 10g，杏仁 10g，半夏 15g，黄连 5g，黄芩 8g，干姜 8g，党参 15g，甘草 15g，蒲公英 20g，大枣 6 枚。

疗效：服上方 7 剂，诸症大轻。

方证对应，
合证合方，简单高效

麻杏甘石汤宣肺平喘止咳，升陷汤升补胸中大气，肾气丸补肾阴助肾阳，看似风马牛不相及的三方，可如果一个患者同时出现此三方之证，协同配合效也佳。下面分享一案。

李某，女，67岁，屹当头村人。喘咳，上不来气，小便管不住数年，出汗，大便正常，脉弦。

处方：麻黄8g，杏仁10g，生石膏30g，甘草10g，黄芪30g，知母10g，桔梗10g，升麻5g，柴胡5g，肉桂3g，附子6g（久煎），熟地黄15g，山药15g，山萸肉12g，茯苓15g，泽泻10g，丹皮10g，大枣6g。7剂。

复诊时患者讲，服上方2剂即见效，7剂服完，诸症消失。因病久，怕不牢靠，故守方继续巩固治疗。

按语：肾为水脏，主二便，司开阖，年龄大，小便管不住，肾气不足，开阖失司，肾气丸证；上不来气，一为肾不纳气之肾气丸证，二为胸中大气下陷之升陷汤证；咳喘、汗出，麻杏甘石汤证。有人会说，为啥不是小青龙汤证？小青龙汤证，咳嗽时痰鸣音明显，并伴清稀白痰；而麻杏甘石汤证，咳嗽气急，此患者闷气感明显。临床上有经验的医生经常听患者咳嗽一声，即能辨别，有时这只可意会。方证有了，合证合方，简单高效。

盗汗三十年，汗出如洗；
方证机对应，取效显著

　　席大哥，男，50岁，顾县杨村人。10天前来诊，盗汗30年，汗出如洗，诸法不效。怕冷，舌质红，苔薄白，脉弦。

　　处方：生地黄、熟地黄各15g，黄柏10g，砂仁5g，甘草10g，牡蛎40g，黄芪20g，附子8g（久煎），山萸肉12g，大枣6枚。7剂。

　　患者服药4剂后，打电话说，这药不见效。我说病久，治疗也得有时间。今日患者来复诊，言从第5天开始，汗止住了。我开玩笑说，早知道是这情况，咱就只服第5天的药，不是疗效更快。

　　按语：怕冷，为阳虚；盗汗，是阴虚火旺。故阴阳俱不足，兼有虚火，为其主要病机。处方中黄芪、附子扶阳固摄，生熟地、山萸肉、大枣滋阴，封髓丹、牡蛎收潜虚火敛汗。因病机明确，又方证对应，虽病久，也取捷效。

特殊情况下，
寒证也可用凉药

　　苗姐，女，74岁。宫颈癌手术放化疗2年后，复发转移已到晚期。近半年大便下血，肛门处有下坠感，放个屁，血都出来，最多一次出血量达100mL左右。大便稀溏，一个月得输血 2 次，面黄呈重度贫血相。脉沉。

处方：党参 15g，白术 15g，干姜 10g，甘草 13g，黄芪 30g，大黄 5g，黄芩 8g，黄连 5g，三七 6g（打碎），大枣 6 枚。7 剂。

药服完，患者复诊，反映诸症大轻，便血也明显好转。

按语： 三黄泻心汤止血作用可靠，可此患者肛门下坠，大便稀溏，典型的太阴脾虚，用凉药则犯寒寒之戒，可止血又为第一重要，怎么办？没有条件，创造条件也要用。用理中汤加黄芪，温中健脾兼以补气摄血，一为方证对应，二来为用三黄止血创造条件。实践证明，思路正确。

医者意也，特殊情况下，寒证也可用凉药。

再探癫痫病

师某，女，31 岁，河北涉县人。半个月前来诊。患癫痫病 8 年，每次胃一感觉凉就发病，发作频繁，伴遗尿，大便一日 2 次。脉沉弦。

处方：党参 15g，白术 15g，干姜 8g，茯苓 15g，甘草 8g，吴茱萸 6g，山药 15g，山萸肉 15g，牡蛎 30g，大枣 6 枚。10 剂。

药服完，患者复诊，反映癫痫发作次数减少；并且发作时，症状明显减轻。虽离治愈还有距离，但见效已属不易，继续用药，观察疗效。

按语： 胃一凉即犯病，咱咋想办法让胃暖和起来，这样可能癫痫发作的频次就会下降，故选理中汤、四君子汤合吴茱萸汤健脾温胃；加山药、山萸肉健脾益肾止遗尿，佐牡蛎镇惊安神。

诊室也是实验室，医生要有科学探索精神，很多疑难病就是在反复实验中突破，找到好的治疗方法。

两胁后背发热，中医有办法

高某，女，50岁，大屯村人。两胁、后背自觉发热，十分难受已数年，伴见口干、泛酸、便溏、脚麻木、头沉重。舌红，苔薄白，脉弦。

处方：柴胡12g，黄芩10g，桂枝10g，干姜10g，牡蛎40g，天花粉10g，黄柏8g，砂仁4g，甘草6g，葛根20g，山药15g，丹参15g，生石膏40g，鸡内金10g，大枣6枚。

服上方21剂，患者反映，诸症消失。

按语： 患者口干、便溏，典型的上热下寒体质，柴胡桂枝干姜汤证；两胁发热，肝郁化火；后背发热，阴虚火旺，太阳经脉失濡。方中柴胡、黄芩疏肝降火，天花粉、牡蛎养阴，葛根、丹参、生石膏升津清热通络。加封髓丹清虚火，山药、鸡内金健脾止泻兼以养津。全方从患者体质考虑，又对应病机，故取佳效。

血府逐瘀汤
用于血瘀兼阴虚火旺证的心得

血府逐瘀汤含有四逆散，可疏肝理气，又有变通的桃红四物汤，可养血活血，方中的生地黄、赤芍、牛膝也有很好的养阴清热作用，故临床上只要是气滞血瘀兼阴虚火旺之证，我常用之，效果明显。下面分享一案。

沈某，女，68岁。口干涩10年余，失眠，眼涩，舌红，少苔，脉弦。

处方：柴胡12g，当归10g，生地黄15g，桃仁10g，红花5g，甘草10g，赤芍10g，川芎10g，牛膝10g，枳壳10g，天花粉15g，牡蛎60g，干姜5g，大枣6枚。5剂。

此患者口干涩，舌红少苔，典型阴虚火旺表现；眼涩，肝血不足；失眠，火热太旺。血府逐瘀汤养血活血，滋阴降火，又可安神，正对此证，故选用之。因口干涩重且日久，故加天花粉以滋阴；失眠日久，加牡蛎滋阴潜阳安神。

服上方5剂，患者口干涩、失眠均大减轻，再观其舌，已有薄白之苔。

专病专方结合方证
对应治疗血崩证

陈某，女，50 岁。2021 年 3 月 10 日来诊。月经量大，20天不止，面黄、手黄，严重贫血相，身无力，站都站不住。舌质紫暗有瘀点，苔薄白，脉沉。

说实在，看这病风险太大，真不想接诊。可患者家境一般，以前又常来看病，心地善良，几年前相同的病曾在我处治愈，故决定治治看。同时给患者及家属讲明，此病失血过多，有休克风险，应注意观察，如用药 1～2 天血止不住，并有心慌、出冷汗症状，应及时去医院输血。

既然接诊，就得全力以赴。

思辨：中年血崩，止血为要，专病专方首选青主名方加味当归补血汤（黄芪、当归、桑叶、三七）；血虚则生热，热盛则迫血妄行，故佐黄芩、生地黄养阴清热，兼以止血；身无力、脉沉，气随血脱，用四逆汤大力回阳保命，故"留得一分阳气，便有一分生机"。

处方：黄芪 30g，当归 10g，桑叶 10g，三七 6g（打碎），生地黄 15g，黄芩 6g，制附子 8g（久煎），干姜 8g，甘草10g，大枣 8 枚。7 剂。

患者复诊，反映服上方 1 剂血即止，在家睡了 3 天；7 剂药服完，体力恢复，今天来诊时还去澡堂泡了个澡，也不觉太累。遂又开 5 剂巩固疗效。

肺癌病痛苦异常，
用经方一身轻松

陈某，女，66 岁。右下肺恶性肿瘤，右侧胸胁背部闷胀紧日久，痛苦异常；伴见呼吸不利，咳吐白痰，口干，无食欲，恶心，大便不利，睡眠差。舌质红，苔薄白，脉弦。

从中医角度看，胸背疼紧闷，咳嗽吐白痰，口干，外感风寒，内有痰饮，日久化热，肺气不利，属小青龙加石膏汤证；胁部闷，不欲食，大便不利，乃肝胃不和之小柴胡汤证，合证合方。

处方：麻黄 8g，桂枝 12g，干姜 8g，白芍 18g，细辛 3g，甘草 12g，半夏 15g，五味子 8g，杏仁 10g，生石膏 30g，柴胡 12g，黄芩 8g，党参 15g，大黄 3g，牡蛎 40g，大枣 6 枚。

患者复诊，服上方 10 剂，诸症大减轻。

阴阳双补疗心悸

陈某，女，68 岁，康庄人。2021 年 3 月 14 日来诊。心慌数年，近一段时间加重。身无力，口干，脉数。

思辨：身无力，阳气不足；口干，津液亏乏；至于脉数，心率过快，非热证，乃心气不足，虚性代偿（西医讲心肌收缩力弱，每搏输出量少）的表现。滋阴用生脉饮，加生熟地黄、山萸肉；扶阳用桂枝甘草四逆汤；久病必瘀，加丹参、薤白通阳活血。

处方：制附子8g（久煎），干姜8g，甘草15g，桂枝18g，党参15g，麦冬15g，五味子8g，生地黄、熟地黄各15g，山萸肉12g，丹参15g，薤白15g，大枣6枚。7剂。

药吃剩1剂，3月19日患者来复诊，说没想到中药作用这么大，服药当天心慌就大减轻，身已有力，口干消失；药服完，除大便略溏外，余无不适。

治脑梗，方证辨证效也捷

韩寨一大娘，患脑梗死半年，右侧上下肢麻凉，浑身冷，腿无力，大便时有下坠感，晚上解小便时出汗，稍咳嗽。有乳腺癌手术化疗史。

方证辨证：腿无力，浑身冷，晚上小便后出汗，结合大病后，乃少阴阳虚之四逆汤证；右侧上下肢麻凉，阳气不通，气血不畅之黄芪桂枝五物汤（加丹参、鸡血藤活血通络）证；大便时下坠，中气不足并下陷之黄芪药证，四逆汤对此证也高效。

处方：黄芪30g，桂枝15g，白芍15g，甘草10g，制附子

8g（久煎），干姜 8g，丹参 15g，鸡血藤 15g，杏仁 10g，大枣 6枚。7剂。

复诊时大娘言，药服完很有效，各症状都大轻，特别是身上有劲多了。

此方有效的关键，我认为主要是方证对应。患者无力，怕冷，用四逆汤提振动力，温通阳气；肢体麻凉，黄芪桂枝五物汤对应，益气通阳活血。难怪胡希恕老师强调"方证辨证是辨证之尖端"，确是真言。

肝癌晚期，大柴胡方显奇效

荥阳一老伯，72岁，肝癌晚期，身目黄染，食不下，口干苦，大便不利，大便干，身无力。舌红有裂纹，少苔，脉弦。

思考："大小（便）不利治其标"。此患者便干、食不下，故通利大便，让患者能吃点饭为第一重要；口干、便干为阳明热证，口苦、身目黄染、脉弦，乃少阳郁结化热，少阳阳明合证，大柴胡汤正对此证；舌红、有裂纹、少苔，热盛津伤，去半夏，佐天花粉、牡蛎清热养阴对应之；大病久病，身无力，正气不足，加党参、甘草顾护胃气。

扫码看患者治疗前后眼部图

处方：柴胡 12g，黄芩 8g，大黄 6g，枳实 10g，白芍 15g，牡蛎 30 g，天花粉 15g，

山楂 15g，鸡内金 15g，党参 15g，甘草 10g，大枣 6 枚。7 剂。

　　服上方 7 剂，患者不仅能吃能排，身目黄染也明显消退。守方，又开 7 剂善后。

中医的自信来源于疗效

　　丁大伯，男，63 岁，洛阳人。面部红痒 2 个月。

　　思辨：面红起干皮，阴血不足；兼有热邪，皮肤失濡。痒，营卫不和，外感风寒。故内有郁热，外有表寒，热邪想透发，外有寒邪束缚，寒热搏结于肌肤，并兼有阴血不足，肌肤失濡，为其主要病机。方用桂枝麻黄各半汤合三物黄芩汤加生石膏，桂枝麻黄各半汤调和营卫、驱寒外出，三物黄芩汤加生石膏养阴血、润肌肤、清热毒。

　　处方：麻黄 6g，桂枝 12g，白芍 12g，杏仁 10g，甘草 10g，干姜 2g，生地黄 20g，黄芩 8g，苦参 10g，生石膏 30g，大枣 6 枚。

　　服上方 7 剂，诸症大减；用药 2 周，基本痊愈。

医生的话也是愈病良方

　　2021 年 6 月 21 日上午诊一患者，女，69 岁，右侧面部及上下肢麻木 2 年，西医 CT 诊为腔隙性脑梗死，输液不效。伴怕冷，诊为血痹证，开麻黄附子细辛汤合黄芪桂枝五物汤加味。我观察到，在诊病过程中，患者一直愁眉苦脸，忧心忡忡，并担心地问了几遍"腔梗"这病是不是很难治。我给患者讲，很多年轻人去体检时，也常查出"腔隙性脑梗死"，这病名听起来很吓人，但大多数人病不一定重，甚至没病。"腔梗"这病好比一颗几十年的大树，树梢偶有一点干枯树枝，也是正常现象，只要不是树的主干出现了问题，对树的生命质量影响甚微。病是人生一部分，要乐观面对疾病，六七十岁的人，好比车的发动机，行驶了几十万公里，有点小毛病，修一修，保养一下，虽回不到新车的状态，但开慢点，也不耽误用……

在等抓药、煎药的过程中，我发现患者表情变轻松啦。药煎好了，我开玩笑地问："这会儿身上还麻不麻？"患者笑了说："你还别说，听了你一讲，这会身上麻也轻多了。"

医生的话，很多时候也是愈病良方！

睡反觉，牡蛎可疗

前天下午，父亲和往常一样，午休后来诊室坐一会儿，因这几天天气炎热，下午患者少一点，父亲和我聊天时说："这些天我上午睡，中午睡，就是晚上睡不着，有啥药治一下没有？"我说："有。"遂给父亲拿了5包牡蛎（中药免煎颗粒，一袋相当于生药 20g），嘱父亲每晚服 1 包。前晚服药 1 包，昨天父亲说，当天晚上就睡美了。今天我又问，父亲说昨晚睡得也很香，并且白天也不瞌睡啦……

中医认为，白天属阳，主动；晚上属阴，主静。《黄帝内经》说："阳气尽则卧，阴气尽则寤。"也就是晚上大脑不能过于兴奋，让阳气归阴才能睡好。牡蛎一药，滋阴潜阳，引阳入阴，并有调和阴阳之用，故对白天瞌睡、晚上失眠之证，疗效显著。

—————— 怪病不怪，经方可解 ——————

2021 年 6 月 18 日诊一患者，曲某，女，32 岁，河北邢台人。患者来时，自述得一怪病，经常发作。这几天又发病，感觉胃脘似有一冰块感，上冲咽喉，特别冰冷，并伴有疼痛，恶心、吐水，来时已 3 天不能吃饭。患者头都抬不动，看后即趴在诊室沙发上，没有一点力气。伴见口干苦，大便时干时溏，心慌，头皮屑多，头发油，面黄，舌体胖大，苔白腻，脉弦。

处方：柴胡 12g，黄芩 10g，桂枝 18g，半夏 15g，干姜 10g，牡蛎 30g，天花粉 15g，吴茱萸 6g，党参 15g，甘草 10g，山楂 15g，鸡内金 10g，大枣 6 枚。10 剂。

服上方两顿，第 2 天早上，患者微信告知已不吐，并能吃点饭。10 剂药吃完，6 月 27 日患者反映，余症也明显好转，要求再开点药巩固疗效。

按语：患者胃中冷，恶心，吐水，中焦虚寒，半夏干姜散证、吴茱萸汤证；结合口干苦、头发油、头皮屑多等热证表现，其身体又有寒热错杂的征象，综合分析，乃柴胡桂枝干姜汤证。全方柴胡、黄芩、天花粉疏肝清热，对应口干苦、头发油、头皮屑多；半夏、干姜、吴茱萸温胃止呕，对应胃中冷疼、恶心、吐水；桂枝、牡蛎定悸，并有降逆平冲之效，对应胃中冷气上冲咽喉之证；党参、甘草、大枣，扶正气，顾护脾胃；山楂、鸡内金健胃消食。全方对应主证，顾护整体，因方证病机对应，故取佳效。

这些查不出
"病"的病，咱中医有办法

王某，女，51岁，柿园村人。5天前来诊。少腹胀、肛门下坠、腹股沟疼已日久，西医查不出"病"，可痛苦十分。舌质红，苔薄白，脉弦。

处方：当归10g，白芍20g，泽泻10g，白术15g，川芎10g，茯苓15g，大黄6g，附子8g（久煎），细辛3g，甘草8g，大枣6枚。5剂。

服上方5剂后，患者复诊，言诸症已愈。

按语：此患者少腹胀，胀有气滞；腹股沟疼，不通则痛，瘀血停留。方选当归芍药散合芍药甘草汤疏肝健脾，理气活血，兼以止痛。肛门下坠，清阳不升，浊阴不降，大黄附子细辛汤证（当归芍药散中白术、茯苓也有健脾升清降浊之用）。合证则合方，西医查不出的"病"，因咱中医理法方药思路清晰，故取佳效，也在情理之中。

经方时方，对证都是好方

孙某，女，52岁，段东村人。身疼日久，在洛阳某医院住院不效，有类风湿史、失眠史，伴见出汗、胸闷，1周前来诊。舌质红，苔薄白，脉弦。

分析：疼为主症，不通则疼，瘀血为患，营卫不和；胸闷，气机不畅；出汗，结合失眠体质（心肝火旺严重），热邪迫津外泄。故理气活血、养阴清热、调和营卫为要，方选血府逐瘀汤合桂枝汤加减。

处方：柴胡12g，当归10g，生地黄15g，桃仁10g，红花5g，枳壳10g，赤芍10g，川芎10g，牛膝10g，甘草10g，桂枝15g，白芍16g，牡蛎60g，大枣6枚。7剂。

患者服上方7剂，诸症十愈八九。

按语：血府逐瘀汤理气活血、养阴清热、安神，对痛证、胸闷、汗症、失眠均有佳效；桂枝汤调和营卫，扶正祛邪，对应体虚之人身体疼痛、汗出之症，疗效明显。两方一时方，一经方，协同配合，方证对应，故取捷效。

阴茎冷、阳痿案一则

赵某，男，47岁，偃师县城人。阳痿几年，阴茎冷，诸法不效，5天前来诊。伴见怕冷，腰腿困，脉沉。

处方：麻黄8g，附子9g（久煎），细辛3g，肉桂5g，熟地黄15g，山药15g，山萸肉12g，茯苓15g，泽泻10g，丹皮10g，丹参15g，大枣6枚。7剂，煎药机煎，一日3包。

患者回家，治病心切，一天服药4包，7天药5天就服完，诸症大轻，疗效明显。

按语：腰腿困疼，怕冷，脉沉，肾气丸证；阴茎冷、阳痿，阳虚阳气不畅达，用麻黄附子细辛汤，振奋肾阳，通阳起痿；久病必虚，久病必瘀，结合现代医学，阳痿常由海绵体充血不足引起，故加丹参养血活血，改善血供。全方以扶阳通阳为主，兼以养血填精，阴中求阳，精血足阳气振，故阴茎冷、阳痿自愈。

小便疼痛两月不愈，
方证对应五剂收功

郭某，女，70岁，康庄村人。1周前来诊，自述小便时疼痛、尿频，已两月余，在洛阳某医院诊为膀胱壁增厚，住院近1个月，花费近两万不效。伴口干，身无力，脉沉弦。

思辨：小便疼痛，口干，阴虚火旺，以滋肾通关散（黄柏、知母、肉桂）滋阴清热利尿，以芍药甘草汤养阴止疼；尿频、身无力，肾气不足，固摄无权之肾气丸证。

处方：肉桂 5g，知母 10g，黄柏 10g，附子 6g（久煎），生地黄、熟地黄各 15g，山药 15g，山萸肉 12g，茯苓 15g，泽泻 10g，丹皮 10g，白芍 20g，甘草 10g，大枣 6 枚。7 剂。

患者药服完，于 2021 年 6 月 30 日复诊，言服上方至第 5 天，症状即消失。因病久，想再开几天药巩固巩固。

按语： 对此患者，我仅辨了方证。口干、小便疼，我选用了止疼兼养阴清热利水之芍药甘草汤与滋肾通关散；尿频身无力，选用了肾气丸，因患者口干，所以加了生地黄，变偏温补为阴阳双补，兼以养阴清热。此病用药，直接采用了方证辨证，合证合方，因抓住了肾虚与虚火的主要病机，方证机对应，故取佳效。

面瘫治验一则

冯某，女，67 岁，缑氏人。口歪眼斜（面瘫）两月余，住院半月不效，1 个月前来诊。症见：右眼闭合不住，嘴角歪向左侧，吃饭漏饭，伴头晕、耳鸣。舌红有裂纹，花剥苔，脉弦紧。

思辨：面瘫多由外感风寒引起，气血不畅，我常用一组合方治之，即麻黄附子细辛汤温经散寒，黄芪桂枝五物汤益气通阳、调和营卫，加活血药（丹参、川芎）活血通络。此患者伴头晕、耳鸣，虽有花剥苔，但有苔处厚腻，可能为水湿不能化津，并非阴虚，故果断用了苓桂术甘汤相佐。

处方：茯苓 30g，桂枝 15g，白术 15g，甘草 12g，麻黄 3g，附子 8g（久煎），细辛 3g，黄芪 20g，白芍 15g，丹参 15g，川芎 15g，干姜 3g，菊花 5g。

扫码看患者治疗前后面部、舌苔图

患者服上方 7 剂，右眼已可以闭合，右脸紧好转，头晕消失。吃药 3 周，吃饭已不漏饭，诸症明显好转。

糖尿病口渴难治，玉液汤可立奇功

王某，女，70 岁。患糖尿病数年，口渴明显，服降糖药，效不佳。前一段时间用党参白虎汤，口渴稍减，但血糖不降，空腹血糖 18mmol/L。2021 年 6 月 24 日再诊，舌质红，苔薄白，脉弦。

处方：生山药 30g，黄芪 15g，知母 18g，葛根 10g，五味子 8g，天花粉 18g，鸡内金 6g。7 剂。

患者服上方 7 剂，今日来复诊，言口渴明显减轻。前天空腹测血糖，降至 16mmol/L。

按语：口渴一症，多为热盛津伤，可用经方党参白虎汤效不显，只好另辟新径，方用张锡纯的玉液汤。《医学衷中参西录》云："消渴一证，多由于元气不升，此方乃升元气以止渴者也。方中以黄芪为主，得葛根能升元气。而又佐以山药、知母、花粉以大滋真阴，使之阳升而阴应，自有云行雨施之妙也。用鸡内金者，因此证尿中皆含有糖质，用之以助脾胃强健，化饮食中糖质为津液也。用五味者，取其酸收之性，大能封固肾关，不使水饮急于下趋也。"临证试验，此言不虚。同道如遇口渴难解，也可试试玉液汤。

诊余随笔：
眩晕案

市区刘大伯，85 岁，头晕日久，西医院按脑梗死住院不效，10 日前来诊。头晕依旧，左侧卧位尤甚，咽中有痰，平素吸烟。苔腻，脉弦。

分析：《金匮要略》痰饮病篇云："心下有痰饮，胸胁支满，目眩，苓桂术甘汤主之。""心下有支饮，其人苦冒眩，泽泻汤主之。"此患者咽中有痰，苔腻，痰湿为患（结合吸烟史，痰湿主要在肺胃，即痰饮、支饮的多），饮阻肺胃，清阳不升，浊阴不降，故眩（头晕）。"病痰饮者，当以温药和之"，故用苓桂术甘汤合泽泻汤温阳蠲饮、健脾利水，水饮去，清阳升、浊阴降，则眩自愈。

处方：茯苓 30g，桂枝 15g，白术 15g，甘草 12g，泽泻 15g，大枣 6 枚。7 剂。

患者药服完，昨日来复诊，头晕症状消失九成。大伯还反映，吃此药后，精神大振，走路也有劲许多。守方，又开 7 剂善后。

诊余随笔：
咳嗽案

梁某，女，40 岁，顾县段东村人。2021 年 6 月 28 日来诊。咳嗽已几年，咽干喉痒，阵发性剧咳，吐白稀痰，伴见头疼、腿困、身痒。舌质淡红，苔薄白，脉弦。

处方：麻黄 8g，桂枝 12g，干姜 8g，细辛 3g，五味子 8g，半夏 12g，白芍 12g，甘草 12g，生石膏 30g，大枣 6 枚。7 剂。

患者于 7 月 8 日中午复诊，言上药服完，咳嗽已大减轻，咽干喉痒等症也明显好转。守方，又开 7 剂，巩固疗效。

按语：此患者头疼、腿困、身痒、咽痒、咳嗽，乃外感风寒，肺气失宣的表现，典型的太阳表证；咳吐白稀痰，内有水饮；水饮内停，气不化津，津液不布则咽干。故外感风寒、内有水饮为其主要病机，方选小青龙汤外解风寒、内化痰饮。因小青龙汤过于辛燥，怕用后伤及津液，故加生石膏以反佐，这也是胡希恕老师的常用一招。因方证病机对应，虽病久，效也佳。

有是证用是方，以不变应万变

2021年6月28日接周口一朋友发来的微信。这位朋友因胃病曾在我这里就诊，疗效不错，对我也十分信任。微信说，他老婆6月25日剖宫产后，4天来一直不排气，乳房肿硬如石，特别疼，乳汁不下，下肢水肿，想让我开个方，救救急。我让他拍个舌象图。舌象发过来，我看后吓了一跳，舌质特别紫暗红。紫暗主瘀血，红主热证，此乃瘀血化热，热毒蕴结，如得不到及时治疗，有神昏之危险。

救人要紧。我思考：产后多瘀，患者舌质紫暗，瘀血之明证；不排气、乳房肿硬疼、舌红，有瘀有热，瘀与热结。方用生化汤去炮姜，加大黄，变温通祛瘀为攻下瘀热；佐芍药甘草汤缓急止痛，对应乳房疼痛，又可通便；热毒盛，蒲公英清热解毒，为乳痈之要药，故加之。

扫码看患者
首诊舌苔图

处方：当归10g，川芎10g，桃仁10g，甘草 10g，大黄 10g，蒲公英 20g，白芍 20g，大枣 6 枚。1 剂。

7 月 9 日，这位朋友又发微信，想再开点胃药。我问他妻子的情况，他才说上次药方只服了 1 剂，大便即通，奶也下来了，乳房肿疼也好了。我听后，十分高兴。

产后多虚多瘀是常，有瘀有热是变，有是证用是方，才能以不变应万变。

小青龙加薤白治疗喘咳、吐白稠凉痰、胸中凉案

赵某，男，46 岁。2021 年 7 月来诊。咳喘日久，近一段时间加重，咽中有痰，白稠痰，痰凉，空调吹一会儿，即觉胸中冷。舌质淡红，苔薄白，脉弦。

处方：麻黄 8g，桂枝 15g，干姜 8g，白芍 15g，甘草 10g，半夏 15g，细辛 3g，五味子 8g，薤白 15g，大枣 6 枚。5 剂。

患者药服完后来复诊，言诸症已愈。

按语： 此患者咳喘，痰白且凉，外寒内（寒）饮之证；一吹空调即胸中冷，胸中阳气不足，温煦失司。外寒里饮，方用小青龙汤；加薤白振奋心阳，通阳宽胸。小青龙汤有加石膏法，有加附子法，此患者伴胸中凉，故用小青龙汤加薤白法，方随证变，随证加减。因方证对应，故收效显著。

镜面舌治验

县城一大娘，2021年6月3日首诊。腹胀、纳差、口干涩日久，平素血糖、血压高，吃西药乏效。舌暗红，无苔，脉沉细。

分析：此患者舌光剥无苔，即所谓镜面舌，反映人体津液枯竭，特别是胃津不足，故应以滋养胃津为要，方用麦门冬汤加减。

处方：麦冬20g，党参15g，甘草10g，天花粉10g，乌梅10g，大枣6枚。

患者服上方7剂，反映食欲改善，腹胀及口干涩均好转。后服1周停几天，间断用药3周，于2021年7月11日四诊，诸症继续好转，舌象明显改善。

患者还反映，服中药后，这一段时间血压、血糖也恢复正常，自己把西药都停了。因津液亏乏日久且重，滋养也需缓缓收功，故守方继续巩固治疗。

按语：麦冬、天花粉、乌梅滋养津液；党参、甘草、大枣顾护胃气。因津伤较重，而半夏辛燥，用之不宜，故去掉（麦门冬汤中有半夏）。此方恰对病机，用后如久旱之地逢甘雨，故取佳效。

扫码看患者治疗前后舌苔图

镜面舌一证，老年人多见，临床十分难

治，今有幸得此小验，分享给同道，以供交流探讨。

桂枝加大黄汤治小孩肚疼案

河北一9岁小孩，每天早晨肚疼（肚脐以上）已半年，近1个月加重，早上不能吃饭，饭后加重，2021年7月2日求诊。大便已一周未行，舌质淡红，苔薄白。

处方：桂枝10g，白芍20g，大黄6g，甘草10g，山楂10g，大枣3枚。2剂。

7月4日，小孩母亲发微信告知，服上方1剂，肚疼即愈。

按语：久病肚疼，多虚多瘀，小建中汤温养脾胃止疼；大便几日未行，阳明热结，故此病为虚中夹实，佐大黄，即桂枝加大黄汤，顾护脾胃（小建中汤）兼（大黄）攻下积滞（热）。因方证对应，故效如桴鼓。

阑尾炎手术后右少腹隐疼案一则

姜某，男，62岁，禹州人。做阑尾炎手术1年余，右少腹一直隐隐疼，身上易痒，遇冷打喷嚏。舌质红，苔薄白，脉弦数。

思考：焦树德老师经验，不明原因且日久的腹疼，气血瘀滞，可用当归芍药散疏肝健脾，养血逐瘀，通则不痛；身痒为内有蕴热，遇冷打喷嚏乃外有表寒，用大黄清里热、桂枝解表寒，结合少腹疼（有瘀），属桃核承气汤证。

处方：当归 12g，白芍 30g，泽泻 15g，白术 15g，川芎 12g，茯苓 20g，大黄 3g，桃仁 10g，桂枝 10g，大枣 6 枚。10 剂。

患者药服完复诊，诸症已愈。

老年人肛门下坠、大便不利咋治

杨大娘，女，74 岁。2021 年 7 月 16 日。肛门下坠已几年，久治不效，大便不干，但不通利，近几天伴尿浊。舌暗，脉弦。

处方：党参 15g，黄芪 20g，白术 15g，当归 10g，陈皮 6g，升麻 5g，柴胡 5g，葛根 30g，黄芩 5g，黄连 3g，干姜 5g，大枣 6 枚。5 剂。

患者服上方 5 剂，肛门下坠感明显减轻。守方，又开 5 剂善后。

按语： 患者肛门处下坠感，脾虚气陷之证，"陷者升之"，方选补中益气汤补益脾胃，升举阳气；大便不干，但又不利，乃湿热内蕴，结合肛门下坠表现，用葛根芩连汤清热利湿，升阳举陷。合证合方，方证对应，故取佳效。

寒热并用疗怪疾

赵某，男，52岁，陕西华阴人。2021年7月4日来诊。身怕冷8年，胃脘胀满5年，诸法不效。伴见口干、口臭，脉沉。

处方：黄芩8g，黄连4g，干姜10g，附子12g（久煎），甘草15g，桂枝15g，党参15g，山楂15g，鸡内金15g，大枣6枚。10剂。

患者药服完，于7月19日上午复诊，言身体已舒服很多。我问，如病有十分，能轻五分吗？患者回答，五分可不止……

我的思考：此患者怕冷8年，脉沉，乃少阴阳虚；胃脘满胀，心下痞证，结合口干口臭，属邪热客于胃腑。故胃局部有热，而整体偏寒，为主要病机。方药以四逆汤温阳扶阳为君；黄芩、黄连清胃热，消痞满，为臣；佐桂枝通阳，助四逆汤所扶之阳气交通内外，通达上下，并有调和黄芩、黄连和胃之用；合党参、甘草、山楂、鸡内金、大枣顾护脾胃，调和诸药。全方以扶阳通阳为主，以清热和胃为辅，寒热并用，正中病机，故取佳效。

漏下月余胸闷出汗，
青主锡纯合方效佳

王庄一嫂子，53 岁。2021 年 7 月 16 日来诊。月经淋漓不尽 1 个月余，伴见胸闷、出汗，脉沉略弦。

处方： 黄芪 20g，知母 10g，桔梗 10g，升麻 5g，柴胡 5g，当归 10g，桑叶 15g，三七 6g（打碎），生地黄 15g，黄芩 8g，甘草 10g，大枣 6g。7 剂。

疗效： 患者反映，服上方 1 剂血止，药服完，诸症愈。

按语： 中老年人月经漏下不止，青主名方加味当归补血汤正对此证。加黄芩、生地黄，是我个人经验。失血过多，一则伤阴，二来血虚生热，故加生地黄养（阴）血，佐黄芩清火，况二者还都有止血之用，与加味当归补血汤配合，疗效更佳。血能养气，血能载气，患者胸闷，结合月经淋漓病史，知非胸痹短气，实为血虚导致的气虚气陷，即张锡纯所谓气虚气陷之升陷汤证。至于汗出，乃气不摄津、营阴外泄的表现，黄芪可补气固摄，生地黄、当归能养血和营。全方止血治标，益气养血固本。因病机明确，又方证对应，故取捷效。

中医思维疗顽疾

李某，男，13 岁，平顶山人。2021 年 7 月 13 日来诊。稍运动即胁下刺疼，已 4 个月，针灸、服药时轻时重，就是不好。伴见额头痤疮、有脓头，舌红，脉弦。

处方：柴胡 10g，当归 10g，生地黄 10g，桃仁 8g，红花3g，甘草 10g，赤芍、白芍各 10g，枳壳 10g，川芎 8g，川牛膝 10g，桂枝 5g，大黄 1g，大枣 6 枚。

患者服上方 10 剂，于 7 月 28 日复诊。言这次药味道不苦，效果还好，胁下有豁然开朗之感，疼痛及青春痘均大减轻。

按语：学中医的都知道，疼如锥刺，是瘀血证的典型表现，故此患者首选之方，应为血府逐瘀汤。疼为主症，赤白芍同用，以加强止疼之用。血府逐瘀汤内含四逆散及桃红四物汤，理气活血确实甚妙，但通阳之力不足，故少佐桂枝以加强通阳作用，以助活血。另桂枝与白芍用量 1：2，一散一敛，还有小建中意，止疼之中兼有健胃扶正气的作用。因患者还有痤疮，故用 1g 大黄同煎，协牛膝引热下行，给瘀血以出路。全方因方证对应准确，用药又精雕细琢，故取佳效。

痔疮一发作即 阴部溃烂，这病咋治

本村一乡亲，男，55 岁。2021 年 7 月 8 日来诊。自述痔疮肿疼、下血，伴随阴部溃烂疼痛，并说此病以前也发作几次，症状相似，只是这次太重。我让其到内室检查看看，其严重程度超乎我想象。患者内裤上全是血，龟头大面积溃烂，因为阴茎与内裤粘在一起，脱裤子时患者痛苦异常。患者还让我看，其右足趾缝也有一处红肿溃烂。因此症状与磺胺类药过敏引起的皮肤大疱性坏死十分相似，我就问患者，近期及以前发作前吃过啥西药没有。他回答没有。患者这几天还伴有胃胀、无食欲、便干等。

分析：患者阴部溃烂，反复发作，乃狐惑病，结合不欲饮食、胃胀，为甘草泻心汤证；大便干结，佐大黄通腑泻热，合芩连为三黄泻心汤清热解毒，对应阴部、足趾红肿溃烂之热毒表现；加升麻，意在加强清热解毒作用。

处方：半夏15g，黄连8g，黄芩10g，干姜3g，党参15g，甘草15g，大黄12g，升麻10g，山楂15g，大枣6枚。5剂。

患者服完上方，于7月13日复诊，诸症已好大半。守方，又开5剂善后。

患者的笑脸，
是对医生最好的鼓励

段大叔，男，62岁。2021年7月20日来诊。身无力，无精神一月余；伴见腿困，焦虑少神面容，面色萎黄，舌质淡红，苔薄白，脉沉。

处方：肉桂 3g，附子 8g（久煎），熟地黄 15g，山药 15g，山萸肉 12g，茯苓 10g，泽泻 10g，丹参 10g，白芍 30g，甘草 10g，大枣 6 枚。

疗效：服上方 7 剂，诸症明显改善，面色转红，精神改善。守方又用 1 周，诸症大好，精神振作。因腿尚有点困，故守方继续巩固治疗。

按语：此病辨证的关键在于望神。患者面黄无华，精神不振，目无光彩，眼球呆滞，反映脏腑精气亏虚。肾为先天之本，真阴真阳寄居地，故以肾气丸为主方，滋肾阴，补肾阳，阴津阳气充沛，机体动能

扫码看患者治疗
前后面部改善图

充足，身无力、无精神等则自然恢复。因有腿困，故佐芍药甘草附子汤，滋阴温阳，缓急通络。患者虚证明显，用药以扶正为要，因方机对应，故取捷效。

卫生室临证随笔

刚才复诊一患者，女，35 岁，2021 年 7 月 28 日来诊。胃脘有烧灼感，颈部及左腿困疼，已日久，舌质红，苔薄白，脉弦。

当时思考：患者胃部不适，有烧灼感，胃火盛，半夏泻心汤方证。颈部疼，左腿困，气血不畅，经络不通，桂枝汤证；

因考虑到疼痛明显，白芍得加量；胃中有烧灼热，桂枝偏热得减量，故改桂枝汤为小建中汤（白芍量二倍于桂枝量），既治疼，又养胃。

处方：桂枝 12g，白芍 24g，半夏 15g，黄连 5g，黄芩 10g，干姜 6g，党参 15g，甘草 15g，山楂 15g，鸡内金 15g，大黄 3g，大枣 6 枚。7 剂。

疗效：药服完，患者于 8 月 6 日复诊，言诸症明显好转，并反映一有趣现象：服药当天，颈部、腿部有虫爬感觉，当天即感浑身轻松。我想这可能是小建中汤的作用，因患者药后反应独特，疗效又好，特记录之，以供同道参考。

忙里偷闲记一案

李左，男，67 岁，诸葛镇人。2021 年 7 月 31 日来诊。头晕，嗜睡，视物不清，稍走快即胸闷，便干，腿冷、木、麻，已数月。有糖尿病。舌质红，苔薄黄，脉弦。

处方：茯苓 20g，桂枝 15g，白术 15g，甘草 10g，附子 6g（久煎），白芍 15g，当归 10g，生地黄 18g，桃仁 10g，红花 5g，枳实 10g，牛膝 10g，赤芍 10g，川芎 10g。7 剂。

患者服完 7 剂药，于 8 月 6 日复诊。言头晕及走路快时胸闷消失，余症也明显好转。守方继续巩固疗效。

按语：此患者头晕、嗜睡、腿冷、走路快即胸闷，乃阳虚水停之苓桂术甘汤证、真武汤证；视物昏花、腿木麻、便干，为气滞血瘀、阴虚火旺之血府逐瘀汤证。合证合方，因方证对应，故取佳效。

中医看病，
不可被检查单迷惑

2021 年 8 月 8 日复诊一患者，豫东人，男，60 岁，5 月 30 日首诊。患者反映，自从服了上次 7 剂药后，病好了一大半。患者这一说，让我回想起了他来首诊时的情景。

5 月 30 日刚上班，从信阳来的陶姓大哥已在门诊等候，一见到我，就从袋中掏出一大叠检查单，还拿出手机，一边让我看一边说，我这心脏病几十年了，咋看都看不好，你可给我用点心。我是洛阳表嫂子介绍来的。你看看，我肺动脉高压，二、三尖瓣关闭不全，心包积液，心房纤颤……我听后，先让大哥坐下，平静一下情绪。我问："您哪里不舒服，咋不舒服？"患者说："我主要是这里撑胀难受。"说着用手指着胃脘部，"并且两侧肋子下也胀，不想吃，也不敢吃，吃多更难受。"我用听诊器听了下心脏，心律不齐。观其舌红，搭其脉弦。

心中思考：患者虽确有心脏病，但从其所诉的主要痛苦，结合舌脉，在中医看，应是肝气犯胃、肝胃不和明显，其痛苦主要是消化系统异常引起的。从方证辨，胃脘满闷，属半夏泻心汤证；胁下撑胀，乃四逆散证。

处方：柴胡 13g，白芍 15g，枳实 10g，甘草 15g，半夏 15g，黄连 5g，黄芩 8g，干姜 8g，党参 15g，山楂 14g，鸡内金 15g，丹参 15g，薤白 13g，大枣 6 枚。7 剂。

按语：此患者的痛苦主要根源在胃，检查示心脏有病，前期久治不愈，主要因太重视检查结果，而忽略了患者的主要症状（痛苦），故造成了方向性错误。所以说，医生看病以临床症状为主，检查仅供参考，不可被检查单所迷惑。

痢疾臭秽腹疼难忍，
方证对应一剂减轻

山西郭大姐，昨天（2021 年 8 月 7 日）微信告知：患痢疾已近 3 天，大便白沫、臭秽难闻，腹痛剧烈，在家服附子理中丸、思密达、泻痢停不效。并发来舌象图，舌红，苔少。因大姐曾来门诊看过病，我对其体质了解，人品又好，决定破例远程开个方，以解燃眉之急。

思辨：大便臭秽，舌红少苔，热证明显，又服了附子理中丸，无异于火上浇油。患者腹疼剧烈，止疼为当务之急，选芍药甘草汤；清热止泻，用葛根芩连汤，也就是黄芩汤合黄连、葛根，清热止痢，和中止疼。

处方：白芍 30g，甘草 10g，黄芩 8g，黄连 6g，葛根 30g，干姜 6g，大枣 9 枚。2 剂。

今日大姐微信反馈：服上方 1 剂，腹痛消失，痢疾已止。

按语：痢疾、泻泄之证，首辨寒热。凡是肛门灼热、大便臭秽的，都是热证；凡是大便清稀、腹痛喜温喜按的，多属寒证。《素问》云："寒者热之，热者寒之。"大姐热证明显，用黄芩汤等取效，也是遵守了《内经》的治则，故取得了捷效。

一剂半夏泻心汤除怪病

李某，男，65 岁，缑氏吊桥寨人。2021 年 7 月 31 日来诊。

患者述近一年多得一怪病，晚上做梦吃生肉，梦醒时胃难受，而平时不敢看见生肉，看见生肉即恶心。舌红，苔白腻，脉弦。

处方：半夏 15g，黄连 5g，黄芩 10g，干姜 6g，党参 15g，甘草 15g，山楂 15g，鸡内金 15g，大枣 6 枚。7 剂。

8 月 9 日复诊：服上方 1 剂，诸症即愈。这几天也不做梦了，见生肉也不恶心了，并且食欲大振。

思辨：患者哪里不适，做梦时常现哪里难受。如冠心病患者，常见梦中胸部被物压迫，呼吸困难；受惊吓患者，梦中常被人追杀，无处躲藏等。此患者梦中吃生肉，醒后胃不适，反映患者病在脾胃，并有肉积的可能，故用半夏泻心汤辛开苦降、畅达中焦，加山楂、鸡内金健胃消食。因此案特别，疗效也好，故记录之，以供同道参考。

中医的魅力在疗效

今天记录的这一病案，在中医人看来很简单，可患者却被这病折磨了几年，经多家大医院治疗不效，所以有必要和同道分享一下。

王某，男，59岁，顾县杨村人。2021年4月20日来诊。肚脐疼、少腹疼、便溏、肛门下坠感几年，诸法不效；伴见口干，腰困，脉沉弦。

思辨：患者腹疼、便溏，太阴脾虚证、理中汤证、四君子汤证；肚脐疼、腰疼，小建中汤证；肛门处下坠感、口干，湿热下注、津不上承之葛根芩连汤证。总之，此病为虚实并见、寒热错杂之证，合证合方，选理中汤、四君子汤、葛根芩连汤、小建中汤合方。

处方：党参15g，白术15g，干姜10g，茯苓20g，甘草10g，桂枝10g，白芍20g，葛根15g，黄芩6g，黄连5g，大枣6枚。

患者于8月10日来看其他病时，反映上次用药疗效明显，服药7剂，诸症即愈。

此病之辨，从方证入手，简单却有用。我想，这就是中医的魅力所在。

紫癜验案一则

潘某，女，83 岁，白马寺人。2021 年 5 月 30 日来诊。患者来时上臂及下肢出现多个出血点，已半月余，刚开始大便干结，不知吃了啥药，来诊时又拉肚子。伴见身无力，舌红，少苔，脉沉。

处方：附子 8g（久煎），干姜 8g，甘草 10g，大黄 3g，黄连 3g，黄芩 6g，黄芪 20g，当归 10g，生地黄 20g，大枣 6枚。7 剂。

患者于 8 月 13 日又来看其他病时讲：上次药方疗效特佳，用药几天紫癜即消退，并且服药后身体也变得有力，十分舒服。

思辨：此患者皮肤出血点鲜红，乃因血热妄行，故以三黄泻心汤（年龄大，量宜小）直折其火，合地黄凉血止血；患者身极无力、脉沉，正气不足，又服药导致泻泄，更伤阳气，故以四逆汤温肾健脾，扶正气，兼以益气摄血；肌衄日久，无舌苔，阴血被伤，用当归补血汤益气兼养血，黄芪一味既扶正气，又可固摄血液，当归补已损之血。全方凉血止血治标，补肾健脾、益

扫码看患者治疗前
后上肢比较图

气养血固本，既解决了肌肤出血之急，又照顾了年老体衰之虚，方、证、人对应，故取佳效。

医师节里一复诊案

今天是医师节，坚守岗位，救死扶伤，传播中医知识，为患者服务，这是医师节最有意义的事情。

今天复诊一患者，男，57 岁，洛阳市区人。2021 年 8 月 11 日首诊。患者来时，身极无力，面黄，右足走路抬不动。平素盗汗严重，空腹血糖 14.9mmol/L。舌红，脉弦。

处方：党参 10g，麦冬 15g，五味子 8g，生地黄、熟地黄各 15g，黄芪 10g，附子 6g（久煎），山楂 15g，黄柏 8g，砂仁 4g，甘草 10g，牡蛎 40g。7 剂。

疗效：患者反映，服药后盗汗基本消失，身已明显有力，走路时右足也灵活许多，血糖降至 8.2mmol/L。观其面色已红润。守方又开 7 剂，巩固疗效。

思辨：此患者身极无力，面黄，右足有抬不动感，明显气血不足；汗为心之液，盗汗首先伤阴，日久伤阳，故止汗为当务之急。方用封髓丹加牡蛎，滋阴潜阳敛汗；生脉饮、生熟地黄益气养阴，敛汗同时兼以补充阴津；佐黄芪、附子温阳固表，加山楂健胃消食，以助气血生化。全方敛汗补漏洞治标，补阴津固阳气治本，标本兼顾，方证对应，故效佳。

方证病机对应治眩晕

贾某，女，40 岁，山西运城人。2021 年 4 月 18 日由同行介绍来诊。头晕，看东西有旋转感，已几个月，每次月经来时尤甚，伴见呕吐；兼见多梦，身无力，月经量少。脉沉无力。

处方：附子 8g（久煎），茯苓 30g，白术 15g，白芍 15g，干姜 5g，桂枝 15 g，吴茱萸 6g，党参 15g，甘草 10g，黄芪 15g，当归 10g，川芎 15g，牡蛎 40g，大枣 6 枚。10 剂。

8 月 22 日下午，山西同行发来消息，言此患者服药后，效果很好，至今头晕未再发生。

此患者的辨证，我有以下几点考虑：一是头晕、身无力、脉沉，为阳虚水泛之真武汤证与苓桂术甘汤证；二是头晕伴见呕吐，乃吴茱萸汤证。患者头晕，月经期尤甚，又见月经量少，妇女月经来时，气血趋下，这时头晕加重，证明此病有气血不足原因，故用当归补血汤益气养血，扶助正气；因病位在头，故加川芎以引经，多梦则加牡蛎。这是从方证对应的角度看。从病因病机看，患者虚证明显，咱再看看这个处方，还有四逆汤、四物汤、四君子汤、桂枝汤、理中汤的影子，四君加四物，即八珍汤益气养血；四逆汤、理中汤，则寓附子理中汤温肾健脾；桂枝汤和营卫、调气血、滋养脾胃。虚则补之，因方证病机对应，故取捷效也在预料之中。

头疼案一则

邱某，男，49 岁，高崖村人。2021 年 8 月 24 日来诊。头疼头胀四月余，睡眠不好，住院输液、吃药乏效。舌红，苔薄白，脉弦涩。

患者因久治不效，对医生产生不信任感，故开药前几次问我："你能看好我这病不能？几天才见效？"我回答："看病打不了保票，一般 1 ～ 3 天见效，但也不一定，先喝喝看看吧。"患者要求先开 3 剂看看。处方如下：

柴胡 12g，当归 10g，生地黄 15g，桃仁 10g，红花 5g，枳壳 10g，川芎 15g，牛膝 10g，赤芍 10g，甘草 10g，牡蛎 60g，吴茱萸 6g，党参 15g，大枣 6 枚。3 剂。

服药 1 天后，患者打来电话说，服后头疼又加重了，问："还要再服否？"我因有充分的自信，故回答："药病抗争，正常现象。服完再看看。"

患者 3 剂服完，今日（8 月 27 日）上午来复诊，高兴地说，头疼已大减轻。

按语：久病头疼，血瘀为患，血府逐瘀汤证；头沉，阴寒之邪，阻滞气血经络，非吴茱萸不可胜任，故用吴茱萸汤通阳止疼；因有睡眠不好，故加牡蛎安神定志。因头疼、头沉为主症，而川芎为治头疼之要药，故量宜大。另外，牡蛎性相对较平，治失眠时，量也可大点，30 ～ 60g，效果明显。此方中，川芎与牡蛎、吴茱萸与牡蛎也是对药，一通一敛，相互制约，又相互配合。全方温经散寒，理气活血，兼以安神，因方证对应，故取佳效。

——— 风湿性关节炎治验一则 ———

县城一患者，女，39岁。2021年8月22日来诊。右膝关节肿疼，局部摸之发热，西医化验血沉高，以前曾发作几次，近两次均在我门诊用中药，作用明显。伴见口干，口苦，脉弦紧数。

处方：麻黄8g，桂枝15g，白芍30g，知母10g，生石膏40g，附子8g（久煎），苍术10g，黄柏10g，川牛膝10g，薏苡仁30g，甘草10g，大枣6枚。

疗效：服上方7剂，患者反映，关节肿已消，守方巩固疗效。

按语：此患者关节肿疼，西医化验血沉增高，风湿性关节炎无疑。中医认为，不通则痛，病属痹证，局部水肿、摸之发热，湿热之邪留滞关节，方用桂枝芍药知母汤合四妙散加减。方中麻黄、桂枝、附子温阳散寒，除湿止疼为君。有人该说，你不是说此病为湿热痹吗，咋还用辛燥之品为君？此病病机为外感风寒，或里阳不足，又伴有湿热之邪留滞关节，属寒热错杂之证，只是湿热偏盛而已。何绍奇老师认为，用桂枝芍药知母汤时，如不用附子则乏效，可见温通法对湿热历节，不可缺少，麻黄、桂枝、附子也是取效的关键。方中用石膏、知母、芍药、甘草为臣，有白虎汤、芍药甘草汤意，清热养阴，缓急止疼，两方又可制约麻黄、桂枝、附子的辛燥之弊；苍术、黄柏、牛膝、薏苡仁乃四妙散佐助之，清热除湿，通利关节。全方温经散寒、通阳蠲痹、清热除湿、通利关节，并有养阴柔筋（白芍、甘草）之效，祛邪不伤正，扶正不留邪，寒热并用。因方证病机对应，故效佳。

——— "激素依赖性皮炎" 验案一则 ———

　　温某，男，31 岁，庞村镇人。2021 年 7 月 18 日来诊。自述口周红肿、痒、渗液半年余，抹药膏不下几十种，越抹越重，西医院诊为"激素依赖性皮炎"，可治疗乏效。患者反映，口周皮肤如"死皮肤"，皮肤内外有不透气感，难受异常。舌红，苔薄白，脉弦数。

　　处方：麻黄 8g，杏仁 10g，薏苡仁 30g，甘草 10g，黄连 5g，黄芩 5g，生地黄 20g，苦参 10g，黄柏 10g，砂仁 4g，大枣 6 枚。

　　疗效：患者服药后，症状一天比一天轻，间断服药 4 周，局部皮肤不透气感消失，红、肿、痒等症也十去八九。守方继续

扫码看患者治疗
前后口周皮肤图

巩固治疗。

按语：口周皮肤红、肿，内有蕴热；风寒外袭，内有蕴热，内热想向外透发，可有外寒束敷，不得透达，故局部皮肤有不透气感，并瘙痒；局部渗液，湿邪为患；热病日久，阴血耗伤，皮肤失去濡养，阴血不足，又易生虚火，火盛又伤阴血，恶性循环，故久治不效。方中黄连、黄芩、黄柏，清热泻火为君；用麻杏苡甘汤，外开腠理，透发邪热，兼以除湿为臣；黄芩、生地黄、苦参，乃三物黄芩汤，滋养阴血，清热燥湿；黄柏、砂仁、甘草，即封髓丹，收潜虚火，佐助之。全方以解表透邪为突破口，兼以清热、养阴、除湿、收潜虚火，因方证病机对应，故收良效。

牛皮癣验案一则

石某，男，39岁。4个月前来诊。患牛皮癣多年，皮损干红，瘙痒，诸治不效，伴见失眠。舌红，脉弦。

初起考虑患者失眠严重，用血府逐瘀汤加三物黄芩汤，失眠治愈，牛皮癣虽也减轻，但好转较慢。考虑皮损干红瘙痒，干为阴虚，红为火旺，痒属有风，遂加大生地黄用量，减耗阴之柴胡、辛温之当归，并加大黄、黄连、荆芥以加强养阴清热祛风作用，间断服药4个多月，疗效明显。今把处方分享给同道，以供交流探讨。

生地黄 50g，黄芩 10g，苦参 10g，荆芥 10g，桃仁 10g，红花 5g，赤芍 10g，牛膝 10g，枳壳 10g，川芎 10g，大黄 2g，黄连 3g，牡蛎 40g，大枣 6 枚。

方解：三黄泻心汤，清热凉血为君；生地黄、牡蛎养阴润燥为臣；桃仁、红花、赤芍、川芎凉血活血，合枳壳理气以助血行，寓"治风先治血，血行风自灭"意，合荆芥共奏养血祛风止痒之用，苦参清热止痒为皮肤病火旺瘙痒之专药，故合用之，共为佐

扫码看患者治疗
前后背部皮肤图

药；大黄、牛膝引热下行，给邪热以出路，为使药。全方养阴、清热、养血、凉血、祛风止痒，因方证病机对应，故取佳效。

从脾肾论治阳痿案一则

2021 年 9 月 10 日复诊一患者，男，31 岁。2021 年 9 月 3 日首诊。自述近几个月，因上夜班，昼夜作息规律被打乱，遂致阳痿早泄，已几个月无晨勃，平素大便溏薄、一日数次。面暗眼窝青，脉沉。

思辨：大便溏薄，一日数次，太阴证，脾胃为后天之本、气血生化之源，太阴脾虚，泄泻日久，耗伤气血，故以理中汤合四君子汤健脾胃，止泻助运，补益后天。白天属阳，晚上属

阴，晚上睡眠好是保存精气的关键，昼夜颠倒，肾精耗伤，精伤日久，损及肾阳，阴阳俱不足，故以附子温阳，山药、熟地黄养阴，阴阳同补。

处方：党参15g，白术15g，干姜8g，甘草10g，茯苓15g，山药15g，附子8g（久煎），熟地黄15g，大枣6枚。7剂。

疗效：服上方7剂，患者复诊。晨勃已有，阳痿早泄及腹泻均明显好转，守方继续巩固疗效。

按语：此病之辨，方证辨证与脏腑辨证相结合，用药重视两本，因方证病机相合，故取佳效。

血府逐瘀汤还可以治疗便秘

董某，女，56岁。2021年9月3日来诊。面部黄褐斑明显，大便干结日久，舌质红，苔薄白，脉弦。

患者来诊，主要想看黄褐斑。黄褐斑为瘀血所致，遂开血府逐瘀汤对应。

处方：柴胡12g，当归10g，生地黄15g，桃仁10g，红花5g，甘草10g，枳壳10g，牛膝10g，赤芍10g，川芎10g，桔梗10g，大枣6枚。7剂。

患者服完上药来复诊，言这药服后饿得快，每天早上都大便，感觉通利，很舒服。

按语：大家都知道，血府逐瘀汤由四逆散和桃红四物汤加减而成。四逆散疏肝理气，桃红四物汤养血活血，养血药有润燥之用，服后气机畅达，肠道滋润，故治疗便秘也在情理之中。我临床观察，血府逐瘀汤对气滞血虚，兼有瘀热型便秘，疗效确切，值得推广。

变通附子泻心汤治顽疾

许某，女，69岁，庞村镇窑沟村人。2021年9月9日来诊。自述胸闷上不来气，胃脘顶胀，已2个月。在洛阳某大医院吃西药乏效，伴见身无力，口涩。舌质红，苔薄白，脉沉弦。

处方：黄连5g，黄芩10g，干姜6g，附子8g（久煎），党参15g，甘草15g，山楂15g，鸡内金15g，大枣6枚。7剂。

疗效：上方服至第3天，患者即感胸闷上不来气、胃脘顶胀明显减轻，7剂药服完，诸症十愈八九。

思辨：此患者胃脘有顶胀感，属邪热客于胃府之心下痞证；胸闷上不来气，兼身无力，原因有二：一是肾不纳气；二是中焦不畅，肺气不降。故治疗以清胃热、健脾助运、畅中焦、补肾纳气为主。方中黄芩、黄连清胃热消痞满，党参、甘草、干姜、大枣、山楂、鸡内金健脾消食助运，附子补肾纳气。全方寒热并用，攻补兼施，因病机明确，又方证对应，故取佳效。

简单的思维，神奇的疗效

李婶，女，71岁，新郑人。2021年7月26日听人介绍来诊。下肢严重水肿几个月，肚子大，面部及下肢皮肤发暗，在郑州某医院诊为"肝功能异常、低蛋白血症、腹腔积液、肝内占位、胆结石"，住院乏效。舌红，苔薄白，脉弦。

处方：槟榔8g，木瓜10g，苏叶10g，薏苡仁20g，茯苓20g，苍术10g，黄柏8g，川牛膝10g，桔梗10g，黄芪20g，大枣6枚。

疗效：患者服上方10剂，诸症好转；服药50剂，下肢水肿消失。并且我发现，患者肚子明显变小，下肢皮肤暗消失，面色转红润。

李婶问我，我这病是咋回事，吃这药为啥效果这么好。我说，您看您这腿，这肚子，中医叫水肿证。这种病，就好比雨水太多，咱种的玉米都在水中泡着，得赶紧排排水。中医讲，水为阴邪，阻碍气机，易伤阳气，咱把堵塞的水道修通了，水邪去则水肿消，水肿消则气机畅达，阳气充盛，故面色转红、下肢皮肤暗消失。

此方的方解我就不多说了。我用的是焦树德老师的经验方"足胫消肿汤"加减，此方方义及适用证可在焦老的《方剂心得十讲》中查询，只不过焦老常用此方治疗

扫码看患者治疗
前后下肢水肿图

下肢静脉或淋巴道回流受阻引起的下肢水肿。我用方证对应思维，将此方用于肝性水肿。实践证明，只要伴见下肢水肿严重，用之也出奇效。

心动过速，
用中药疗效观察

李某，女，55岁，缑氏王河村人。2021年9月15日来诊。好出汗半年，失眠、心悸1月余，心率122次/分。2个月前，左侧锁骨骨折手术时，检查发现甲状腺炎；伴见左肩疼，口干苦，面红，脉弦数。

思考：患者出汗、口苦、面红，热证明显；口干，火旺伤津，结合心悸，心阴不足，心脉失养；阴虚火旺，阴不制阳，阳不归阴则失眠；有骨折史，左肩疼，瘀血内停。故此患者有瘀，有热，有阴伤，方选血府逐瘀汤合生脉饮加黄连、牡蛎，活血化瘀、养阴清热定悸、敛汗安神。

处方：柴胡12g，当归10g，生地黄15g，桃仁10g，红花5g，枳壳10g，川芎10g，川牛膝10g，赤芍10g，甘草10g，党参10g，麦冬10g，五味子8g，黄连5g，牡蛎60g，大枣6枚。

疗效：服上方7剂，患者于9月23日复诊。心悸脸红消失，失眠、出汗、口干苦、左肩疼均明显好转，测心率84次/分。

直肠癌引起大便不利案

2021年9月24日中午下班，接到石家庄赵大伯电话："王大夫，这次药效果不错，大便天天行，舒服多啦！"我听后，记忆又回到半个月前。

大伯是由儿子陪着来的，自述直肠癌手术后已两年，化疗数次，近两年大便一直不通畅，排便如挤牙膏，大便细如筷子，还有下坠感；有时几天也无便意，吃这泻药那泻药，均不见效。没来诊前，就打电话来咨询过，因考虑久下伤脾，我让其买点补中益气丸吃吃看看，可吃后乏效。首次面诊时，思考是不是气滞血瘀，遂开血府逐瘀汤加减，心想血府逐瘀汤中四逆散疏肝理气，桃红四物汤养血活血润肠，这次大便该通了吧。谁知服后症状依旧。二诊再思考，大便不通，是不是热毒为患？故以三黄泻心汤，泻热通便治标；无便意，则考虑为久用泻药，脾肾阳虚，推动无力，清阳不升，则浊阴不降，故以四逆汤，补肾健脾；有下坠感，一为脾虚，二是气滞血瘀，方用当归芍药散疏肝健脾，养血逐瘀。

处方：大黄8g，黄连6g，黄芩6g，附子8g（久煎），干姜6g，甘草10g，当归10g，白芍30g，白术15g，川芎15g，茯苓15g，枳实12g，大枣6枚。

实践证明，这个思路正确。

医生看病难的很，对于疑难病也是想了这法，想那法。今此病例有幸获效，故赶紧记录之，一怕过后忘记，二来供同道交流，这样可能会造福更多患者。

胃癌手术后吃不下饭案一则

马某，男，74岁，济源人。于2021年9月14日由当地一医生介绍来诊。患者胃癌切除术后两月余，近一个半月吃不下饭，体重已减26斤，吃饭噎，自觉有股气从食管上冲至咽喉，有种快要憋死的感觉，口中不停地有痰，痰如蟹沫状，说句话的时间，痰即满口。患者没精神，身无力，坐都坐不住。舌红，苔薄白，脉弦大。

处方：党参15g，半夏18g，麦冬30g，甘草10g，陈皮10g，茯苓15g，白芍30g，大枣6枚。7剂。

让患者一剂药煎两次服，患者嫌浪费，一剂药煎了三四次。患者反映，当药服至9月23日中午，胃中豁然开朗，吃饭噎、气上冲及蟹沫痰均明显好转，一顿已能喝半碗粥。9月26日中午患者复诊，观其心情愉快，精神抖擞。诊完，我们还聊了会儿家常，明显感到患者元气恢复了许多。

按语：此病之辨，患者口中痰多如蟹沫为主要辨点，它反映了两个问题：一是胃阴不足，二是兼有痰湿上泛。滋养胃阴用麦门冬汤，化痰用二陈汤。患者吃饭噎，反复有气上冲感，个人认为属胃阴不足引起的食管痉挛，故加大量白芍，一可敛阴，二合甘草，即芍药甘草汤，起缓急作用，目的是让紧张的食管放松下来。食管一放松，食物下咽就能顺利，气机才不上逆。另外，此方味道甘甜，中医认为甘味药能补能和能缓，有补益和中之用，对应大病体虚之人，味道也是取效的关键因素之一。

股癣奇痒痛苦异常，合证合方七剂收功

李某，男，39岁。2021年9月10日来诊。患股癣10多年，晚上奇痒，痒得不能睡，伴见痔疮下血。舌红，苔薄白，脉弦。

思辨：局部红，有热；渗液，有湿；奇痒，血虚风燥。方用麻杏苡甘汤解表渗湿，二妙散清热燥湿，三物黄芩汤养阴清热、燥湿止痒。

处方：麻黄8g，杏仁10g，薏苡仁30g，甘草10g，苍术10g，黄柏8g，生地黄30g，黄芩10g，苦参10g，荆芥10g，大枣6枚。7剂。

疗效：患者反映，此方服上3天，晚上屁股痒即消失；药服完，诸症明显好转。守方又开7剂，巩固疗效。

扫码看患者治疗前后臀部皮肤图

支扩咳喘十几年，
方证对应一剂知

　　国庆假日期间，患者超多，虽然太累，我还是忙里偷闲，讲讲今天的一个病案。

　　患者张某，女，51岁。患支气管扩张十几年，2021年9月26日首诊。自述胸闷，上不来气，好像肺上有个盖子盖住一样，喘憋难受；伴见咳喘，吐黄痰，大便溏，饭后易泻，睡眠不好。舌红，苔薄白略腻，脉弦。

　　处方：麻黄8g，杏仁10g，生石膏30g，甘草10g，半夏15g，陈皮10g，茯苓15g，冬瓜仁20g，薏苡仁20g，芦根20g，桔梗10g，干姜6g，牡蛎30g，大枣6枚。7剂。

　　今天（10月3日）患者复诊，言服上方一顿，自觉"肺上的盖子"打开了，呼吸顺畅许多，当晚丈夫陪其散步，走了9000步也不觉累。我问患者，如果病的难受程度分十分，这一周药服完，能好五分吗？患者回答，五分不止，能好七分左右。我听了，不仅心里十分高兴，也暗自佩服古人之智慧。

　　思辨：此患者咳喘、胸闷，"肺中如有一盖子盖住"，中医讲肺为华盖，肺主气，司呼吸，肺主宣发肃降，外感风寒，肺气郁闭，则出现上述表现；咳吐黄痰，黄痰为热痰，说明肺内痰热互结；肺为储痰之器，脾为生痰之源，大便溏薄，食后易泻，脾虚湿盛之表现。处方用麻杏甘石汤合《千金》苇茎汤加桔梗，外解风寒，内清蕴热，兼以排痰。因患者有咳血史，用桃仁不宜，故去掉不用。二陈汤加干姜，健脾除湿，以绝生痰之源。处方中小方麻杏甘石汤为点睛之方，解表宣肺，清热平喘。其宣发透邪的作用最有效，也最快捷。此小方在呼吸道疾病中，只要方证对应准确，常现覆杯之效。

———— 关心老年人，中医常建功 ————

马大伯，男，88岁，石峡村人。2021年9月24日由其儿子陪同来诊。自述身极无力已数日，伴见口干、便干，脉沉。

思辨：身无力，脉沉，肾阳不足，提振无力；口干、便干，结合年老体衰，虚证多见，常见阴津不足，失去濡养。故此病为阴阳俱虚之证，方选肾气丸加味。

处方：肉桂3g，附子6g（久煎），生地黄、熟地黄各15g，山药15g，山萸肉12g，茯苓10g，泽泻10g，丹皮10g，大枣6枚。7剂。

大伯于10月4日复诊，言服上方1剂即效。药服完，诸症若失。马大伯问我："王大夫，你年龄不大，技术挺高啊！你是咋学的？"我开玩笑地说，我是跟李发枝老师（老家也是石峡村）学的。李老师也是乡医出身，因为用心看病，医德也好，现在成了河南中医药大学的教授、国家级名中医。因马大伯和李发枝老师很熟，故听后笑着说："中！能中，一定中！"

小方大功效

几个月前，一同道朋友尿疼、尿不利日久，想让我给支个招。我开方：黄柏10g，知母10g，肉桂1g。朋友服后效佳。前几日，这个朋友又来电话，说手足烦热，难受至极。我又开方：生地黄30g，黄芩10g，苦参10g。他服了3天，来电话说，症状已消失。滋肾通关散、三物黄芩汤，方虽小，但只要对证，效奇佳。

小议血瘀

血瘀的产生，气行则血行，气滞则血瘀，故活血剂常配行气剂，如血府逐瘀汤；血液的运行得靠气的推动，益气可行血，如补阳还五汤；血得温则通，遇寒则凝，故温阳通阳之方有活血之效，如当归四逆汤、黄芪桂枝五物汤等；活血之品，久用有耗气耗血之弊，故久用时常佐养血益气药，以扶其正，如四物汤、八珍汤类；久病气血乏源，久病必瘀，脾胃为气血生化之源，故大病久病，补益中焦，有化生气血，中气充沛，气血自然流畅，也有间接活血作用，不可不知；瘀血日久，也可化热，瘀热扰动，心神不安，常致心烦、失眠，瘀血不去，新血不生，故化瘀之时可少佐养阴清热、安神定志之品，如血府逐瘀汤加牡蛎，治疗瘀热互结型失眠，堪称绝配；傅山有言，产后多虚多瘀，切勿先用补益，应化瘀为先，以防瘀血闭留，生化汤用后，再用扶正，此为产后用药原则，不可不知。

医生也需要健康

作为一名行医 28 年的医生，整日和患者打交道，深知健康的重要，可因职业的特殊性，往往治病救人胜过一切，导致吃不好、睡不好、工作压力大、缺少运动等，直接危害医生的健康。在这里，我有几点建议，希望对同道的身体健康有点帮助。

首先，从思想上要重视。只有自己身体健康，才能更好地为患者服务。一味地高负荷工作，是对自己，对家人，以及对患者的不负责任。

第二点，忙里偷闲吃好饭。到了吃饭时间，只要不是遇到危急患者，可让患者稍等个三五分钟，把饭吃好，再继续诊疗。废寝忘食，对健康最为不利。

第三点，尽可能地把工作时间规律化。中午能睡的话尽量睡一会儿。打疲劳战，效率降低，既不利于患者，也有损自己的健康。

第四点，搞好医患关系。用心与患者沟通，让患者满意，医生也高兴，心情舒畅，对健康大有好处。

最后，医生也是个普通人，所以要有颗平常心，下班可做做家务、逛逛街、陪陪家人、跳跳广场舞……锻炼身体，愉悦心情。

医生救死扶伤，医生也需要健康！

消渴导致体重下降，可以试试玉液白虎汤

张某，男，57岁，洛阳人。患糖尿病数年，近一段时间口渴明显，体重下降，皮肤干枯，便溏。舌红，苔薄白，脉细弦。

思辨：糖尿病口渴，即中医讲的"消渴"，其证多见肺胃热盛津伤。可此患者，大便溏薄、皮肤干枯，脾虚明显，属津液输布异常。津液不能上承则口渴，津液不能濡养肌肤则皮肤干枯，脾胃为后天之本，脾虚则气血乏源，故体重下降。故治疗此病应以健脾布津为要，兼以清热养阴，方选玉液汤合白虎汤加减。

处方：黄芪 20g，知母 10g，山药 20g，天花粉 15g，葛根 15g，五味子 8g，鸡内金 8g，生石膏 30g。

以上方为基础方，随证微调，患者连续用药 50 剂，口渴、便溏及皮肤干枯消失。2021 年 10 月 31 日患者复诊，我看其面色明亮，皮肤润泽，就问他："胖了吧？！"患者答："吃了这 50 剂药，体重增加了 3 斤，效果很好！"

借此机会，咱们就再学习一下张锡纯的玉液汤，《医学衷中参西录》说："消渴一证，多由于元气不升，此方乃升元气以止渴者也。方中以黄芪为主，得葛根能升元气。而又佐以山药、知母、花粉以大滋真阴，使之阳升而阴应，自有云行雨施之妙也。用鸡内金者，因此证尿中皆含有糖质，用之以助脾胃强健，化饮食中糖质为津液也。用五味者，取其酸收之性，大能封固肾关，不使水饮急于下趋也。""中医的魅力在临床，临床的魅力在疗效"，同行如遇此证，也可试试这张方。

金水相生疗久咳夜咳

仝某，女，77 岁，石牛村人。一周前来诊，自述咳嗽几个月，晚上尤甚，伴见口干、便干。苔薄黄，脉沉细略弦。

处方：麦冬 30g，半夏 10g，党参 15g，甘草 10g，天花粉 10g，当归 10g，熟地黄 10g，大枣 6 枚。7 剂，水煎服。

患者服完上方，于 2022 年 1 月 23 日复诊，咳嗽已基本痊愈。守方又开 7 剂，以巩固疗效。

按语：年老久咳，夜间加重，属虚证者多；口干、便干，阴虚之候；咳嗽之证，病位在肺，年老夜咳，久病及肾，肺五行属金，肾五行属水，金生水，母子关系。方中麦冬滋养肺阴，当归、熟地黄滋肾养血，上承于肺。全方补肺益肾，金水相生，实践证明，对肺肾阴虚引起的久咳夜咳，疗效确切。

多次临床尝试，
手麻木用此方高效

同村一大姐，女，52 岁，手麻木已几个月，舌质淡红，苔薄白，脉沉弦。

处方：黄芪 18g，桂枝 12g，白芍 12g，柴胡 12g，当归 10g，生地黄 10g，桃仁 10g，红花 5g，枳壳 10g，赤芍 10g，川芎 10g，甘草 10g，大枣 6 枚。

大姐服上方 7 剂，于 2022 年 2 月 27 日复诊，手麻木已消失。

按语：手麻木一证，仲师在《金匮要略》中称之为"血痹"，其病机为气血不足，感受风邪，血行不畅，阳气痹阻，方用黄芪桂枝五物汤通阳固表、补气蠲痹。我临床应用观察，如阳虚寒盛，佐麻黄附子细辛汤；如伴气滞血瘀明显，合血府逐瘀汤，两方合用，药性平和，对气虚气滞、血虚血瘀型手麻，疗效十分明显。

服中药排结石，
疗效超乎想象

今天（2022年9月8日）下午来一患者，说昨天腰有点痛，一检查，肾积水、肾结石，B超示肾中有七八枚结石。患者对我讲，去年8月18日也是肾结石，少腹痛，在你处开中药7天，服至第3天，排出结石七八颗，到第4天，一泡尿尿出结石30余颗。我问她："结石都有多大？"患者说："结石大的如绿豆，小的比小米粒大一点，还有一颗呈三角形，比绿豆大一点，尿前腰酸腰痛，尿后浑身轻松……"我马上翻看了当时的病历记录：

张某，女，33岁，顾县人。肾多发结石，少腹痛，体胖，平素月经不调，大便有泡沫，舌质红，苔白略腻，脉弦。

处方：当归10g，白芍20g，泽泻10g，白术10g，川芎10g，茯苓15g，甘草10g，山楂15g，鸡内金15g，大枣6枚。7剂。

看过记录，我都难以想象，一张平淡之方，竟有如此大功效！此方由当归芍药散合芍药甘草汤加山楂、鸡内金而成，用当归芍药散，当时我可能首先考虑的是方证对应。病人少腹痛，当归芍药散对少腹痛有特效，况患者又有月经不调（气滞血瘀）、体胖（痰湿体质）、大便有泡沫（肝脾不调），也都符合当归芍药散证肝郁脾虚、气滞血瘀水泛的病机。此外，理气活血可以止痛，利水可通利小便，对排结石大有帮助。芍药甘草汤一方面止痛，一方面缓解肾与输尿管的紧张状态，可使结石通过的管腔放松。加山楂一味，助力活血；合鸡内金，对症排石。

　　今天我又给患者开了此方，这次疗效还有待观察，如有反馈，我还会给同行老师们分享的。